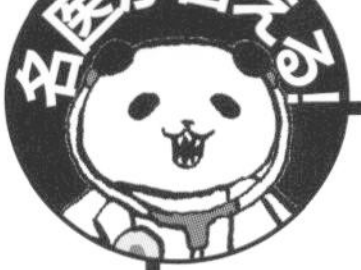

首・肩・腕の痛みとしびれ治療大全

釧路労災病院
脳神経外科部長・末梢神経外科センター長
井須豊彦　監修

講談社

はじめに

首・肩・腕の痛みやしびれの原因となる頸椎頸髄《けいついけいずい》疾患は、ＭＲＩ、ＣＴなどの画像診断機器を備えた病院であれば、容易に画像診断が可能となりました。画像診断が進歩したのは非常に喜ばしいことですが、反面、画像診断のみに関心をいだく医師や患者さんが増え、新たな問題も生じています。画像で異常がみられるかどうかしか説明しない医師や、画像所見のみの説明を求める患者さんが少なくないのです。

私は、患者さんのお話をよく聞き、体に触れたりする「昔ながらの診察」（時代遅れの診察と言われそうです）で、はじめて診断が可能となった患者さんを多数、治療しています。痛みやしびれの原因は、末梢神経《まっしょうしんけい》疾患や脳疾患、糖尿病など、画像診断だけではわからない場合もあるからです。本書を読んでいただければ、首・肩・腕の痛みやしびれを引き起こす病気のこと、病院での診察・診断の進め方が理解できると思います。画像偏重からの脱却を願っています。

外科医を「神の手」「スーパードクター」と紹介・称賛するテレビ番組、雑誌記事などの影響もあるのか、手術結果に過剰な期待を寄せる患者さんもいらっしゃいます。しかし、外科技術が進歩してきた現在でも、百パーセント安全な手術法はありません。また、手術件数が多い病院、外科医が、かならずしもよい病院、よい外科医とはかぎりません。手術適応を無視して手術をおこなえば、手術件数は多くなります。手術件数のみで判断せず、手術を依頼する外科医とじっくり話し合い、外科医、患者さん双方が納得した治療がおこなわれることを願っています。

痛み、しびれの原因となっている病気の診断、治療をスムーズにおこなうためには、医師と患者さんが共に協力し、信頼関係を築いて病気と立ち向かう必要があります。

本書は、健康ライブラリー イラスト版『首・肩・腕の痛みとしびれをとる本』をQ＆Aの形に再編集し、まとめ直したものです。どこからお読みいただいてもけっこうです。ご自身の関心のある項目から読み進めてください。本書が首・肩・腕の痛みやしびれで悩んでいる方のお役に立てば幸いです。

釧路労災病院脳神経外科部長　末梢神経外科センター長
井須 豊彦

名医が答える！　首・肩・腕の痛みとしびれ　治療大全　もくじ

1 危ない症状の見分け方

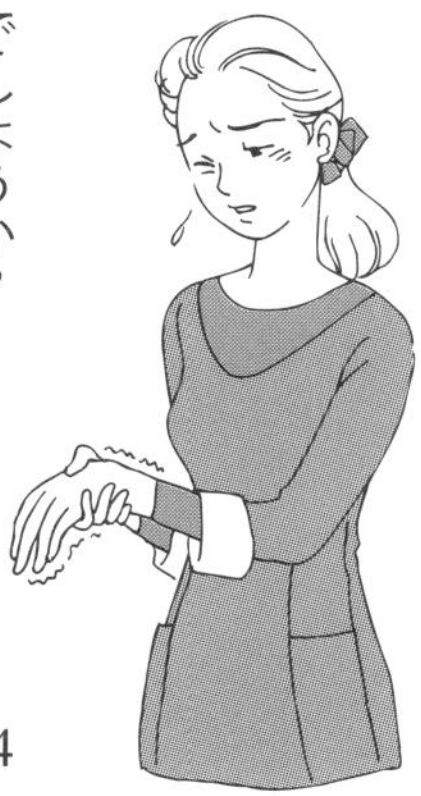

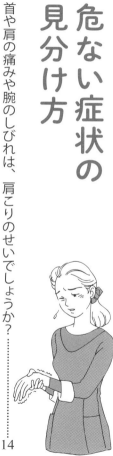

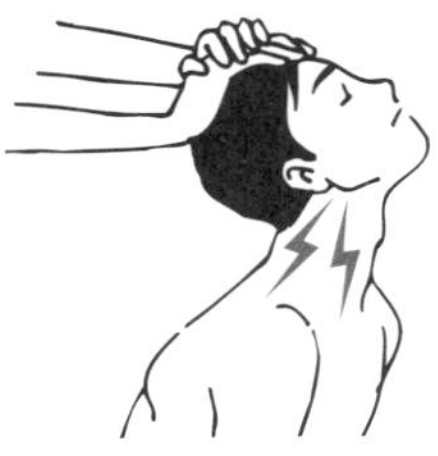

3 手術せずに症状をやわらげる方法

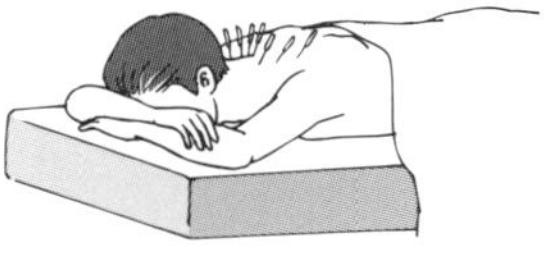

4 手術を検討すべきとき

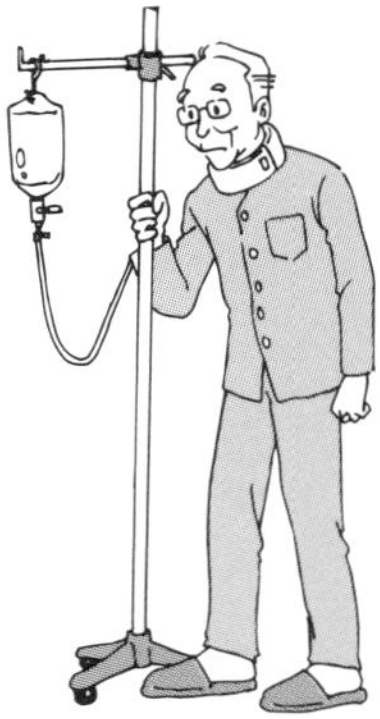

5 悪化を防ぐ日常生活の過ごし方

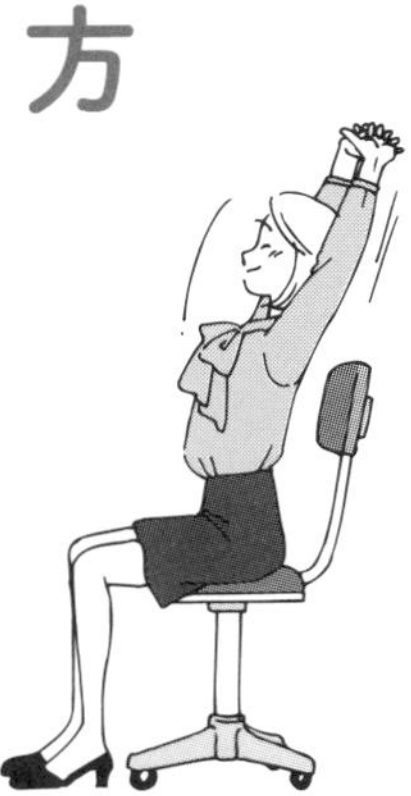

ケース紹介

痛み・しびれとどう向き合うか。それぞれの選択

首・肩・腕の痛みやしびれといっても、その原因はさまざまで、対応策もひとつとはかぎりません。どんな思いで、どんな選択をしたのか、3人の例をみてみましょう。

Aさんの選択（50歳・女性）

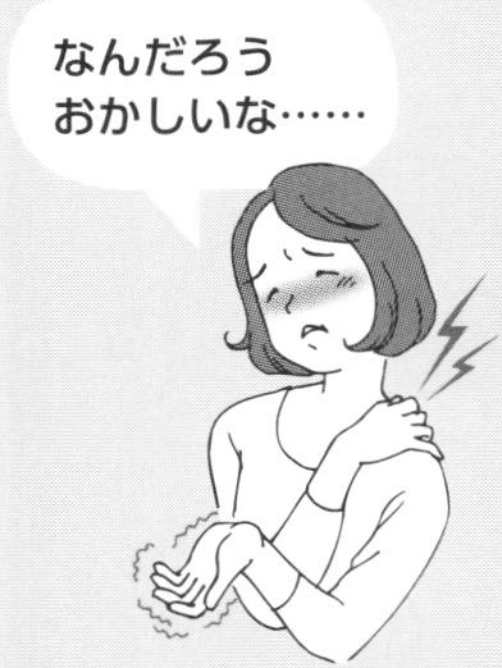
なんだろう
おかしいな……

若い頃から肩こりに悩まされてきましたが、最近、とくに左肩がひどく痛むようになり、腕や指先まで痛くなってきました。

思い切って受診したところ、「頸椎症《けいついしょう》」と診断されました。首の骨が変形し、棘《とげ》のようなでっぱり（骨棘《こつきょく》）が神経を圧迫しているのだそうです。「手術で治す方法もある」と言われましたが、手術そのものの悪影響も心配です。

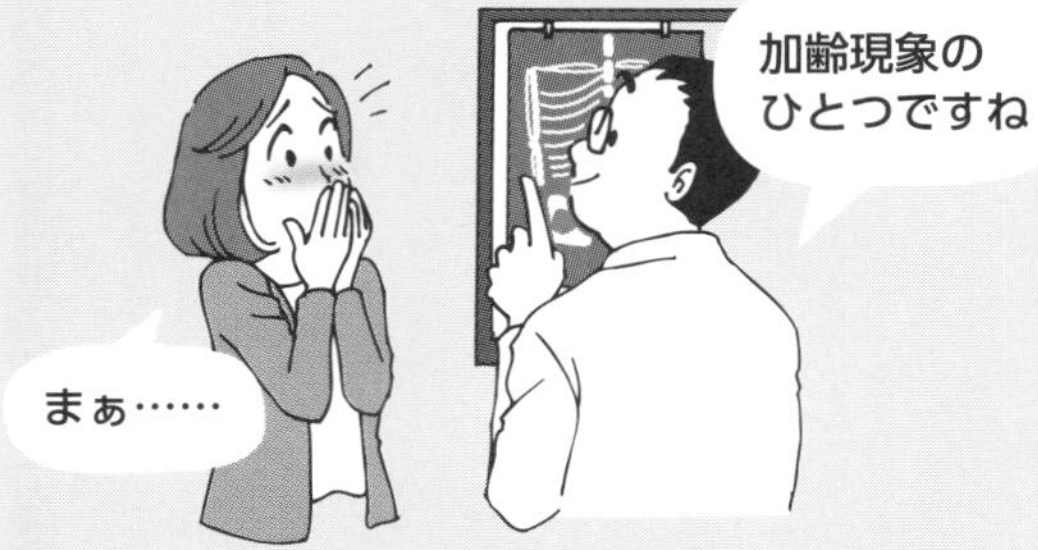
加齢現象の
ひとつですね
まぁ……

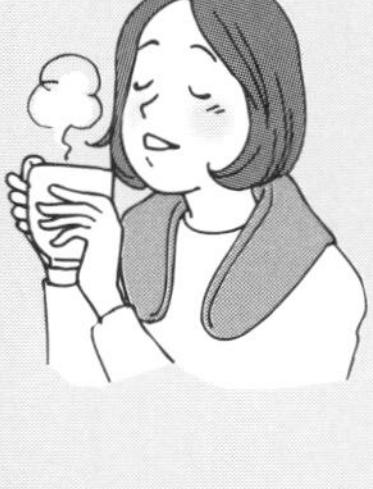

今くらいの症状なら、万が一の危険をおかしてまで、手術をしなくてもなんとかなります。結局、私は「手術しない選択」をしました。

Bさんの選択
（45歳・男性）

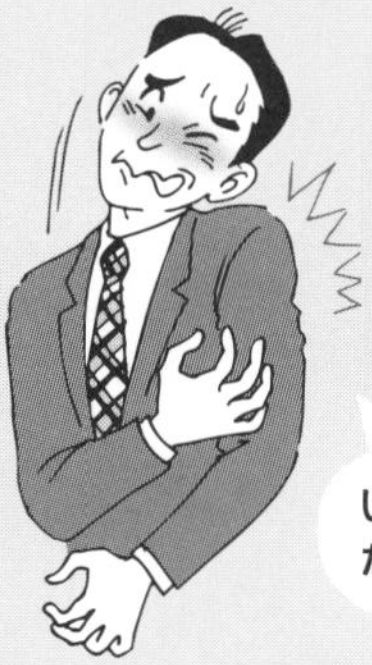
いたっ！
なんだこれ……

仕事で猛烈に忙しかったある日のこと、急に肩から腕にかけて、チリチリとしたしびれが走るようになり、しだいに激痛に変わっていきました。

入浴時などは楽になりますが、痛みで眠れないことも。それでも、市販の鎮痛薬でやり過ごすうちに１ヵ月半ほどで治まりました。

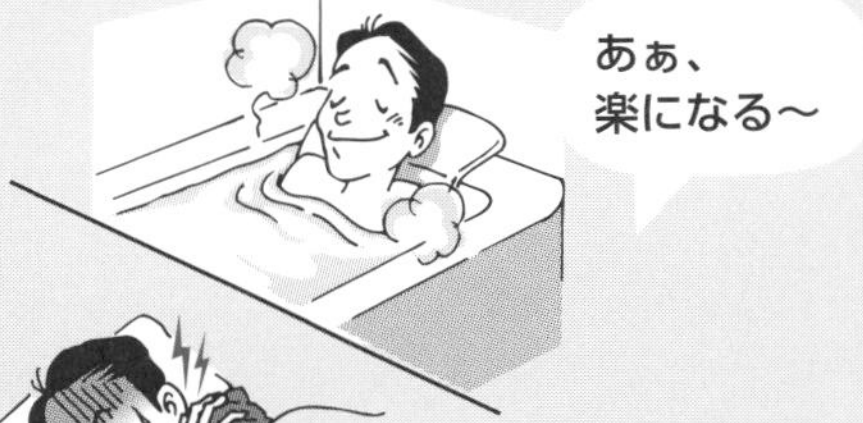
あぁ、
楽になる～

ところが、その後、再発をくり返すようになってしまいました。病院では「頸椎症性神経根痛《しんけいこんつう》」と診断され、再発のたびに強めの薬をもらってようすをみていたのですが……。

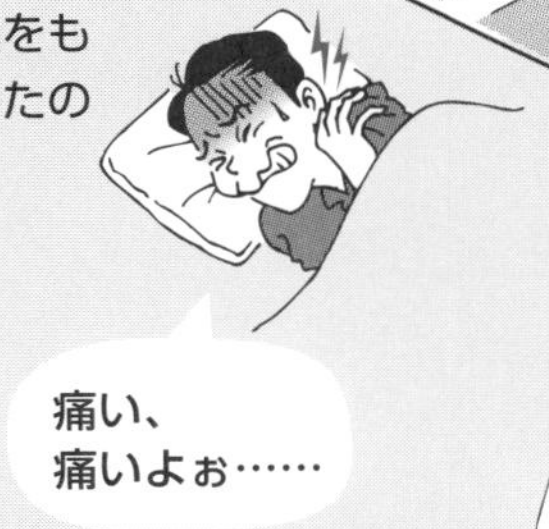
痛い、
痛いよぉ……

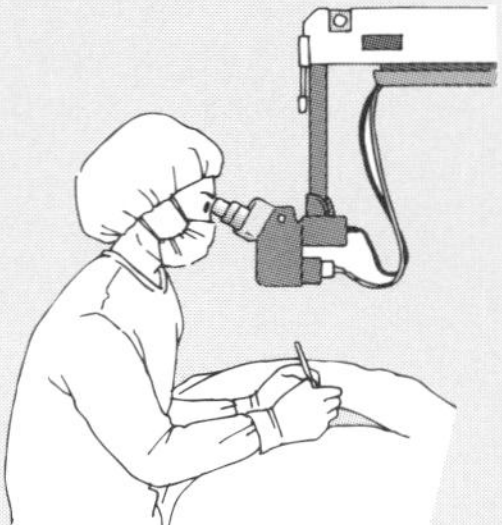

どうも悪化しているようです。仕事への影響も大きく、この状態が続くなら手術に懸けてみよう、と決意しました。

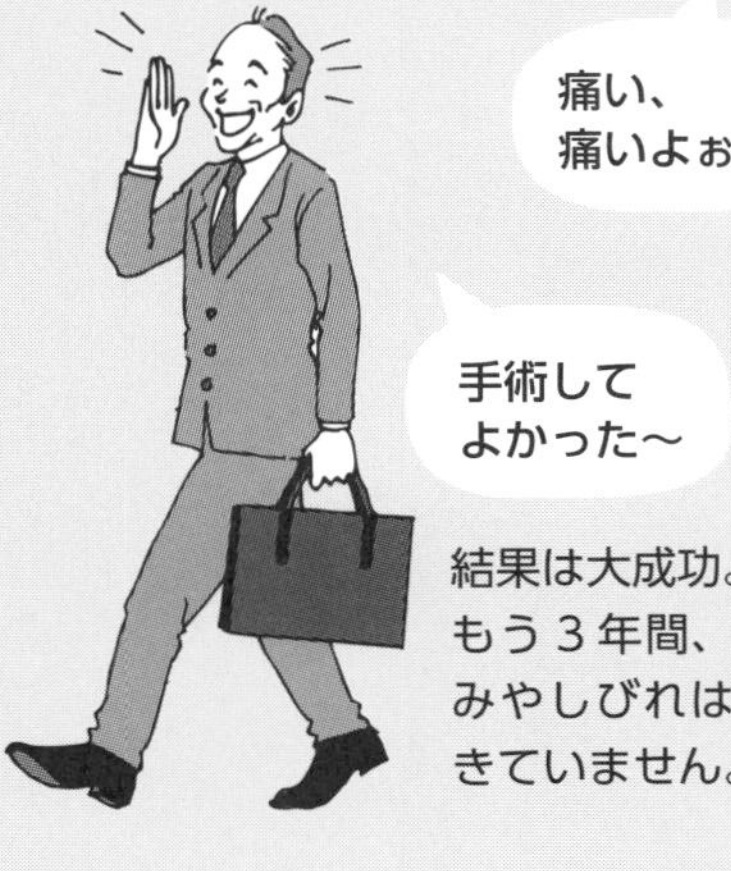
手術して
よかった～

結果は大成功。もう３年間、痛みやしびれは起きていません。

Cさんの選択
（70歳・女性）

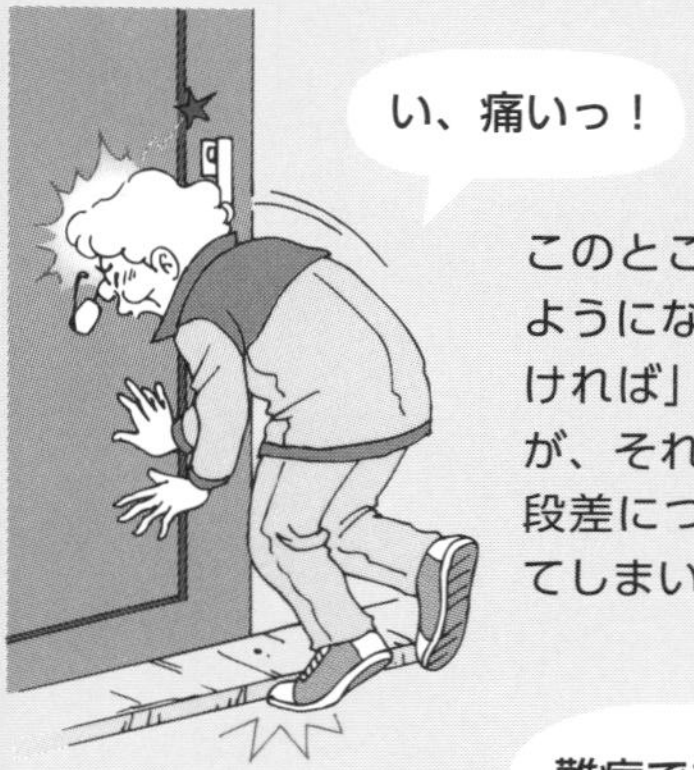
い、痛いっ！

このところ足に力が入らず、ふらつくようになってきたので、「足腰を鍛えなければ」と歩くようにしていたのですが、それがよくなかったのでしょうか。段差につまずき、ひどく頭を打ちつけてしまいました。

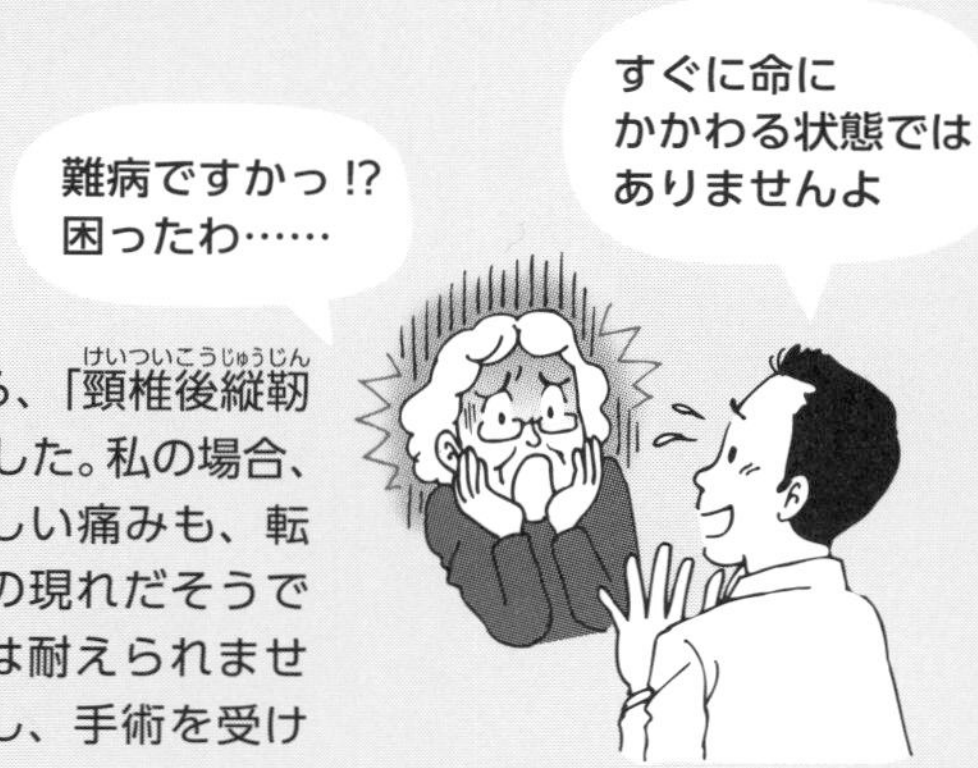
すぐに命に
かかわる状態では
ありませんよ
難病ですかっ!?
困ったわ……

念のため受診したところ、「頸椎後縦靭《けいついこうじゅうじん》帯骨化症《たいこっかしょう》」と診断されました。私の場合、脊髄《せきずい》の圧迫が強く、激しい痛みも、転びやすいのも神経障害の現れだそうです。この状態が続くのは耐えられません。私は家族とも相談し、手術を受けることにしました。

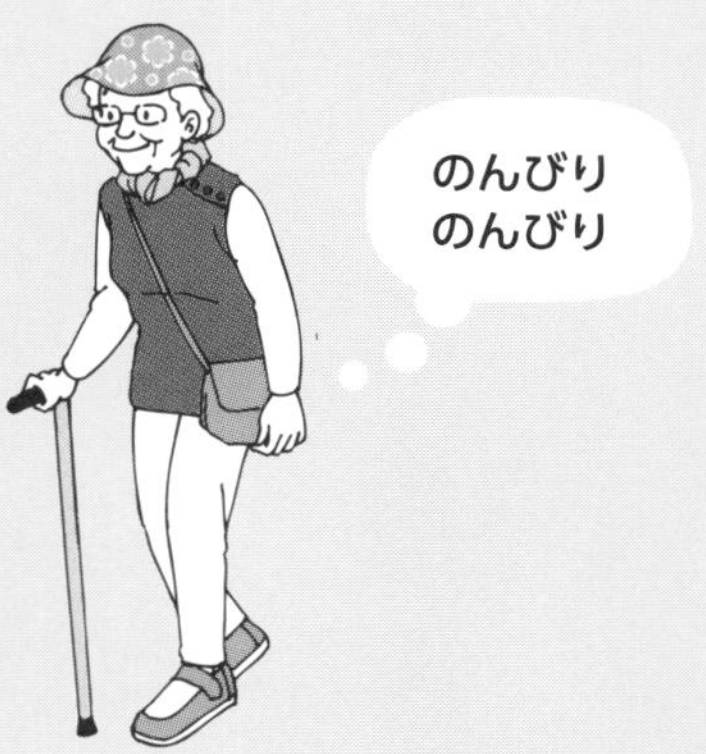
のんびり
のんびり

手術を受ければスタスタ歩けるようになる……というわけにはいきませんでした。痛みは軽くなりましたが、しびれたような感覚は少し残っています。でもまあ、症状が悪化する心配は減ったので、ひと安心。気長にリハビリ中です。

1

危ない症状の見分け方

Q1 首や肩の痛みや腕のしびれは、肩こりのせいでしょうか?

首や肩の痛みと、腕のしびれは、共通の原因がある場合もあれば、それぞれ原因が異なる場合もあります。首や肩、腕に現れる症状の原因は、大きく3つのタイプに分けられます。

● **筋肉のこり**　いわゆる「肩こり」がこのタイプ。根を詰めた作業などで疲れがたまったときなどに、首や肩の筋肉がこわばり、痛みを感じます。

● **首の骨のトラブルによる神経の障害**　首の骨（頸椎《けいつい》）にトラブルが生じると、頸椎周辺の神経が圧迫されたり傷ついたりして、首や肩、腕にまで不快な症状が現れることがあります。

● **その他**　腕や手に伸びている末梢神経《まっしょうしんけい》のどこかに問題が生じている場合にも、しびれ・痛みが現れることがあります。脳の病気など、症状のある部位とは直接関連しない病気や、腫瘍や炎症が原因で不快な症状が続いたりすることもあります。

よくある首・肩・腕の症状

首や肩の症状と、腕や手先の症状は関連していることもあります。

首
- 首の後ろ側がこる
- 動かすと痛みが走る
- 動かしにくい

肩
- 肩こりがひどい
- 動かすと痛い
- 動かしにくい

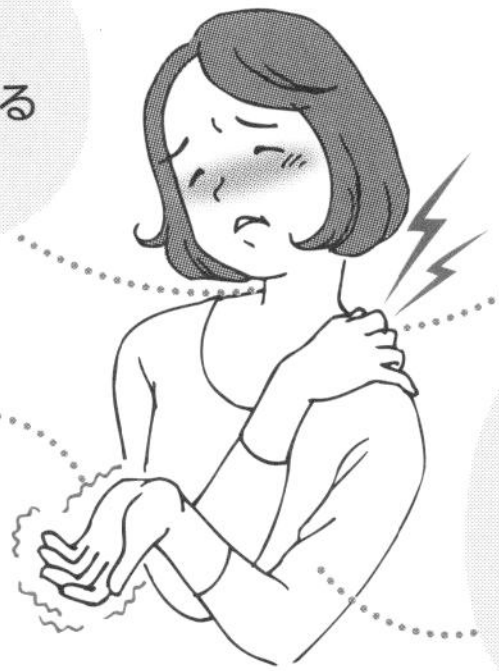

手先
- 指先がしびれる
- 手指がうまく動かせない
- 手に力が入らない

腕
- 肩こりがひどく、腕までしびれる
- 腕を挙げているとしびれたり、痛くなったりする

首や肩の痛みは、なんでも「肩こり」としてとらえられがちです。首や肩のこりは疲れがたまっているときに生じやすく、多くの場合、病院での治療を必要とするものではありません。

しかし、**痛みがひどく、腕にまで痛みやしびれが広がっていたり、手先の動きが悪くなっていたりするようなら、「ただの肩こり」「ひどい肩こり」ではない可能性もあります。**「疲れのせい」とやり過ごしているうちに悪化していくこともあるので、注意が必要です。

Q2
痛みやしびれの原因は、どこにあるのですか?

痛みやしびれといった不快な症状が現れる位置とトラブルが生じている位置が一致するとはかぎりません。痛みやしびれといった感覚は、脊髄《せきずい》を経由して最終的には脳が感知するものです。**症状のある部位から脳に至る神経の経路のどこか**に問題があれば、問題が生じているところがどこであれ、不快な症状としてキャッチされます。

私たちの体は、全身に神経がはりめぐらされています。脳と脳につながる脊髄は中《ちゅう》枢神経《すうしんけい》、体の各部位に伸びる神経は末梢神経《まっしょうしんけい》と呼ばれます。末梢神経には、脊髄から伸びる脊髄神経のほか、脳から直接顔や首まわりに伸びる脳神経も含まれます。

同じ肩から腕にかけての痛みでも、**原因はひとつではありません。症状のある部位から、脳に至る神経の経路のどこに問題があるのか、原因を確かめておく必要があります。**

痛み・しびれを感じる経路

「痛い」「しびれる」という感覚は、症状のある部位から脳に至るまでの経路のどこかに異常があるサインです。

脳

脊髄から伝わった信号は、脳の奥に位置する間脳《かんのう》*を経由して大脳に伝わり、特定の部位に生じた「痛み」として認知される

＊間脳は、内臓の働きや血管の収縮・拡張などを司る自律神経（交感神経と副交感神経）の中枢でもある

脊髄

末梢神経や末梢神経の根元の神経根《しんけいこん》が伝える痛みの情報、あるいは脊髄自体に加わった圧迫・損傷の情報を脳に送る

末梢神経自体には問題がないこともある

末梢神経

全身に散らばる「痛みの受容体」が刺激をキャッチ。電気信号に変換して神経に伝える

▼全身の神経

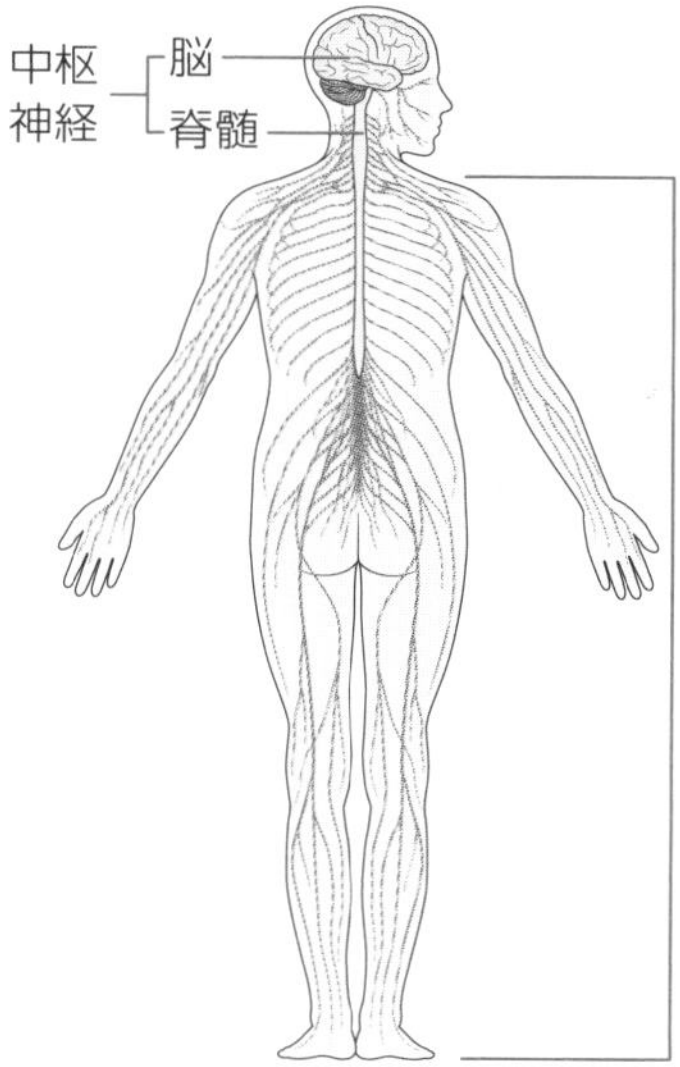

末梢神経（脊髄神経）

体の各部位の感覚を脳に伝える「感覚神経」と、手足をどう動かすか、脳からの指令を伝える「運動神経」がある

Q3
腕がしびれるのに、「首の骨の問題」と言われました

首の骨は、背骨の一部です。背骨は、専門用語では脊椎《せきつい》または脊柱《せきちゅう》といいます。脊椎は、背骨を構成する個々の骨を指すこともありますが、ここでは、「脊椎」は、背骨全体を指すものとし、脊椎を構成する一つひとつの骨のことは「脊椎骨」として説明していきます。

脊椎は複数の脊椎骨が連なったものであり、首にあたる部分を頸椎《けいつい》といいます。頸椎を含め、脊椎は体を支える柱であり、体の動きをつくる運動性もかねそなえています。同時に、脊髄《せきずい》を守る保護容器でもあります。

首や肩、腕の感覚は、頸椎の中を通る脊髄を経由して脳に伝わっています。首の骨、すなわち**頸椎にトラブルが生じると、脊椎の中を通る脊髄や、脊髄から枝分かれして腕のほうに伸びている末梢神経の根元（神経根《しんけいこん》）が圧迫されたり、傷ついたりして、しびれなどの不快な症状が現れることがあります。**首の骨に起きているトラブル

は、首そのものではなく、腕や手先に影響する場合があるわけです。

　神経根・脊髄のトラブルは、トラブルが生じている神経根・脊髄が支配する領域に発生する痛みとしてとらえられます。そのため、首から離れた部位の症状でも、原因は頸椎周辺にある場合があります。

首の骨の成り立ち

首の骨（頸椎）は背骨（脊椎）の一部です。脊椎の中には脊髄が通り、脊髄から末梢神経が伸びています。

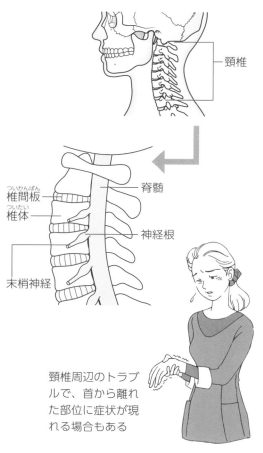

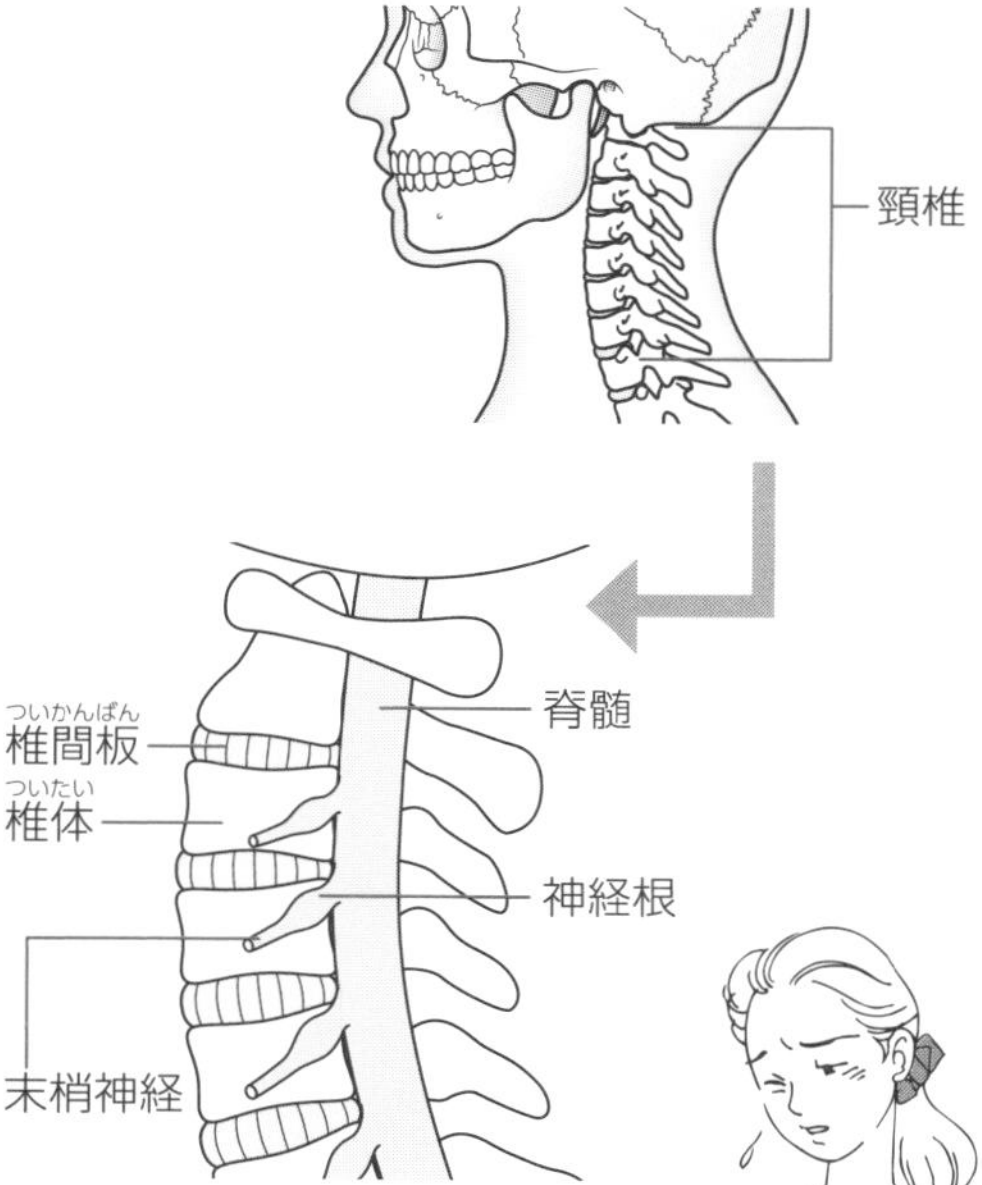

頸椎周辺のトラブルで、首から離れた部位に症状が現れる場合もある

Q4 注意が必要な症状は？

首や肩、腕に現れる症状で注意すべき点は、首の骨（頸椎《けいつい》）に原因があるかどうかです。骨に問題のない、いわゆる首や肩のこりの場合、筋肉は硬くこわばった状態になっています。筋肉を動かしてほぐせば、こりは少し楽になるもの。首をゆっくり動かして、痛みもなく楽になるなら、筋肉の問題が大きいと考えてよいでしょう。

一方、**首を曲げたときに痛みやしびれが走るようなら注意が必要**です。首の骨になんらかの問題が生じ、脊椎《せきつい》付近の神経が傷ついている可能性があります。首の骨に問題が生じている場合、むやみに動かせば、かえって状態を悪化させてしまうおそれがあります。ただ、ビリビリと走るような痛みでも、首の骨に問題はなく、腕や手の神経がなんらかの原因で刺激されている場合もあります。

いずれにせよ、痛みやしびれの原因を探ることが症状改善の第一歩です。そのためにも、自分の症状をよく観察しておくことが大切です。

「骨の問題」を示すサイン

動作時に痛みが増すようなら、「ただの肩こり」ではない可能性があります。

▼首を曲げたとき

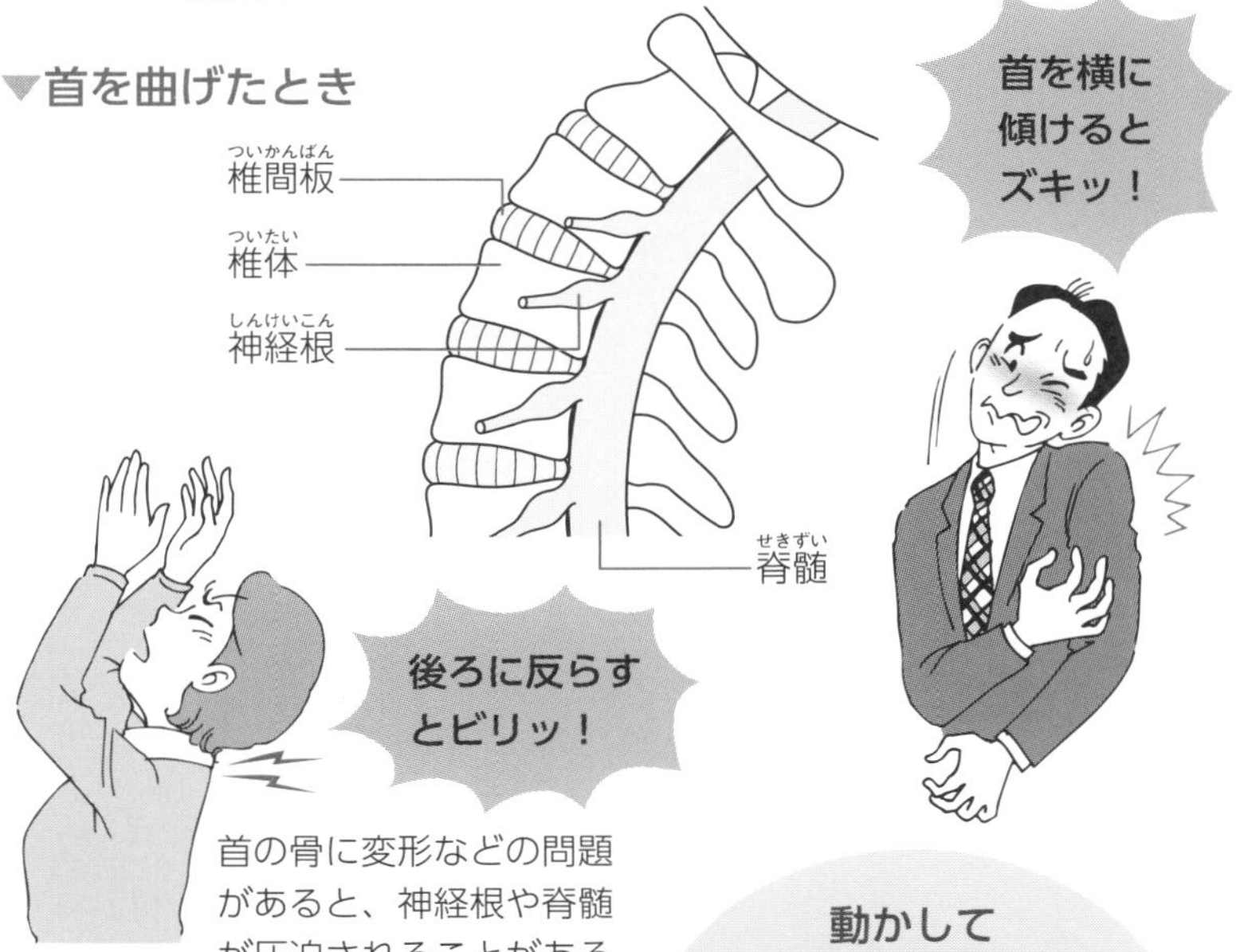
椎間板《ついかんばん》
椎体《ついたい》
神経根《しんけいこん》
脊髄《せきずい》
首を横に傾けるとズキッ！
後ろに反らすとビリッ！

首の骨に変形などの問題があると、神経根や脊髄が圧迫されることがある

動かして楽になるなら筋肉の問題の可能性大

ズキッとした痛みがなければ、動かしても大丈夫

背骨から遠い神経の問題を示すサイン

- 腕を挙げていると、しびれて痛くなってくる
- 手をふると、しびれがやわらぎ楽になる

背骨のトラブルと見分けるのが難しいことも

Q5 首の骨のどこに問題があるか、症状でわかりますか？

脊椎《せきつい》と、脊椎の中を通る脊髄《せきずい》は、その位置によって左ページの図のように区分されます。首の骨（頸椎《けいつい》）の中を通る脊髄は頸髄《けいずい》、そこから伸びる末梢神経《まっしょうしんけい》は頸神経（頸髄神経）といわれ、後頭部から首、肩、腕、手先の感覚を脳に伝えたり、脳から発せられる動きの指令を伝えたりしています。

頸椎は7つですが、頸神経は8対あります。第1頸椎の上から出る第1頸神経から、7番目の第7頸椎と胸椎《きょうつい》の間から出る第8頸神経までが頸神経です。

脊椎骨と脊椎骨の隙間から左右に伸びる8対の頸神経は、それぞれ特定の領域を支配しています。頸椎にトラブルが生じ、頸神経の根元の神経根《しんけいこん》が圧迫されたり、刺激されたりしている場合、症状は、障害を受けた神経根から先の頸神経が支配する領域に現れます。そのため、**どの領域にどんな症状が現れているかをみれば、どこに病変があるか推察することができる**のです。

肩から片側の腕にかけて痛みが走る、腕や手の一部がしびれる、手先に力が入らないなどという症状があれば、首に原因がないか、確かめておく必要があります。
ただし、腕や手先に生じる症状は、症状が出ている部位の末梢神経そのものが障害されている場合にも起こります。神経根の障害なのか、末梢神経の障害なのかを見分けることも、対策を考えるうえでは重要です。

脊髄神経の分布

脊髄神経の障害による症状は、症状がどこに現れるかで、病変の位置がだいたいつかめます。

脊椎と脊髄の区分▶

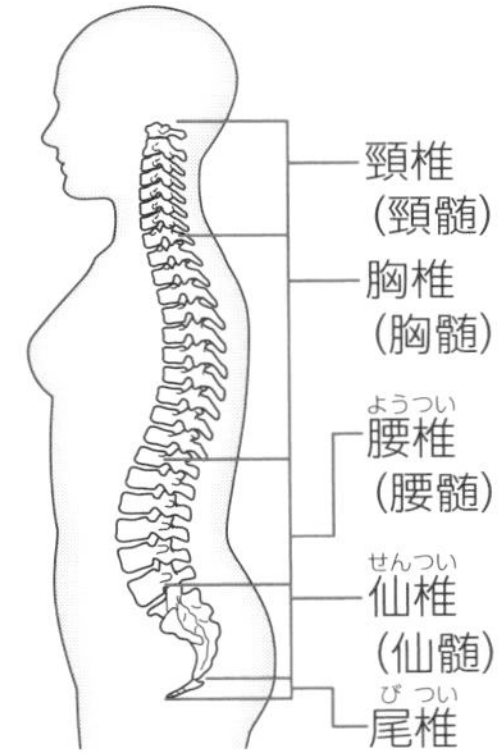
頸椎
(頸髄)
胸椎
(胸髄)
腰椎《ようつい》
(腰髄)
仙椎《せんつい》
(仙髄)
尾椎《びつい》

▼脊髄神経の支配領域
(デルマトーム)

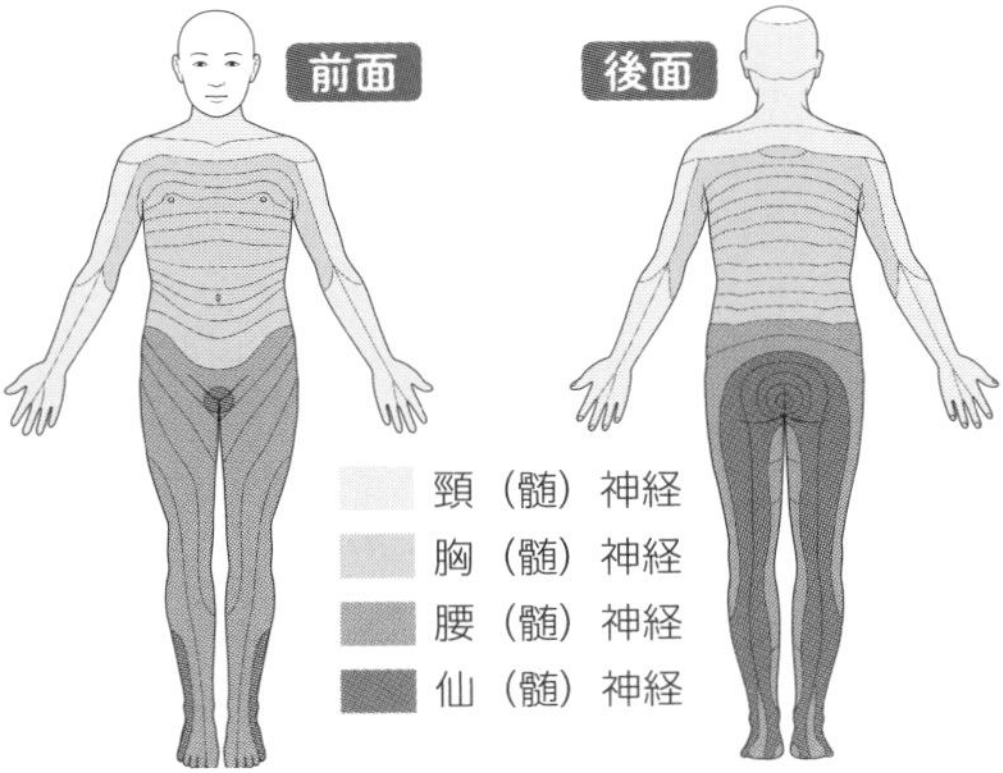
前面
後面
頸（髄）神経
胸（髄）神経
腰（髄）神経
仙（髄）神経

病変の位置と症状が出る部位

腕や手先の症状は、頸神経の神経根の障害で現れることがあります。

▼運動機能の障害

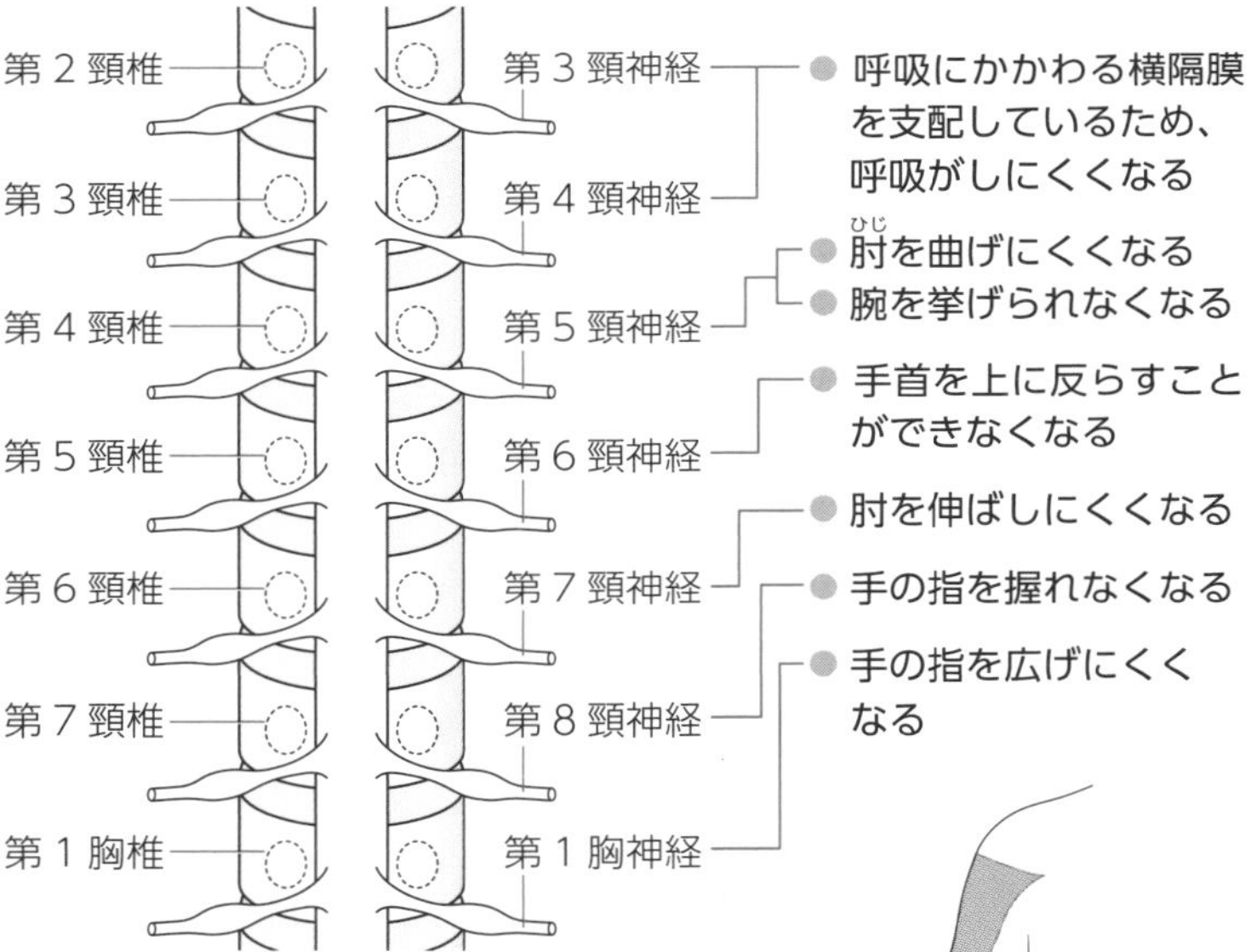

第 2 頸椎
第 3 頸椎
第 4 頸椎
第 5 頸椎
第 6 頸椎
第 7 頸椎
第 1 胸椎
第 3 頸神経
第 4 頸神経
第 5 頸神経
第 6 頸神経
第 7 頸神経
第 8 頸神経
第 1 胸神経
● 呼吸にかかわる横隔膜を支配しているため、呼吸がしにくくなる
● 肘《ひじ》を曲げにくくなる
● 腕を挙げられなくなる
● 手首を上に反らすことができなくなる
● 肘を伸ばしにくくなる
● 手の指を握れなくなる
● 手の指を広げにくくなる

第 1 頸椎と第 2 頸椎は、ほかの 5 つの頸椎とは異なる形状、働きをもっている。ここに障害が起きる場合の症状については P83 参照

感覚の異常▶

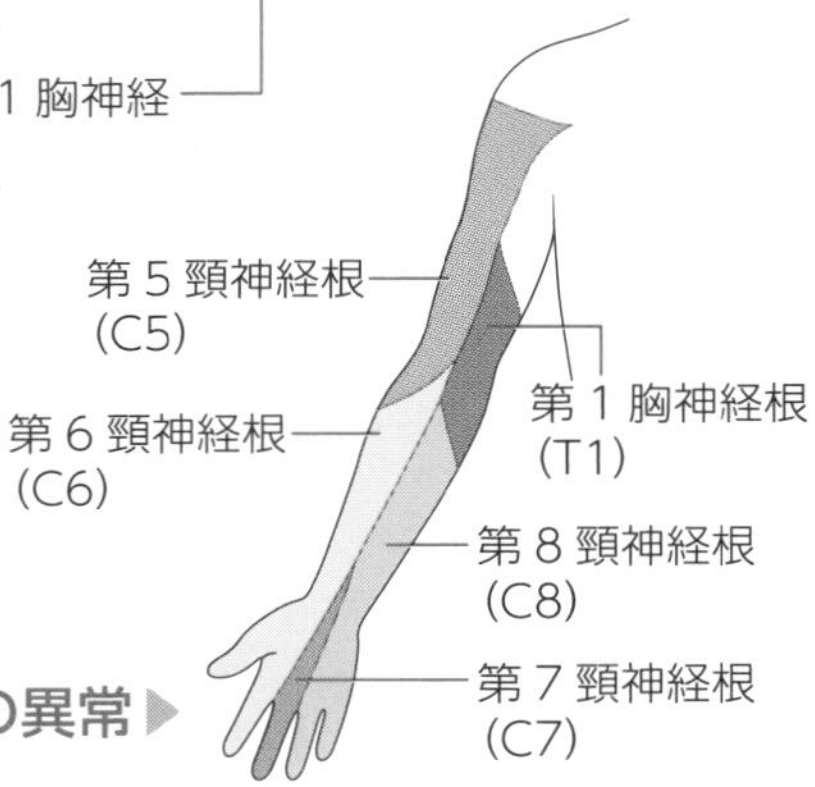

第 5 頸神経根 (C5)
第 6 頸神経根 (C6)
第 1 胸神経根 (T1)
第 8 頸神経根 (C8)
第 7 頸神経根 (C7)

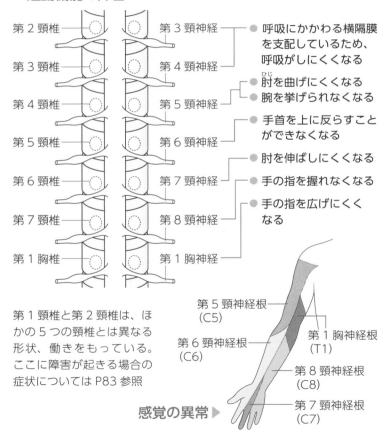

Q6 急な痛みやしびれは、なにが原因でしょうか？

首の骨（頸椎《けいつい》）の変形によって生じる頸椎症（→P56）では、急に激しい症状が現れることがあります。しかし、短期間で急激に悪化した場合、緊急に手当てが必要な別の原因が生じている可能性もあります。

頸椎症性神経根《しんけいこん》症のほか、**脊髄《せきずい》内の出血、感染、転移性腫瘍**などでも、今までにないような激しい痛みが出てくることがあります。また、**転倒やケガ**などにより、脊髄や神経根が傷つくと、症状が急にひどくなることがあります。**医療機関での治療が必要な場合が多いので、すぐに受診してください。**

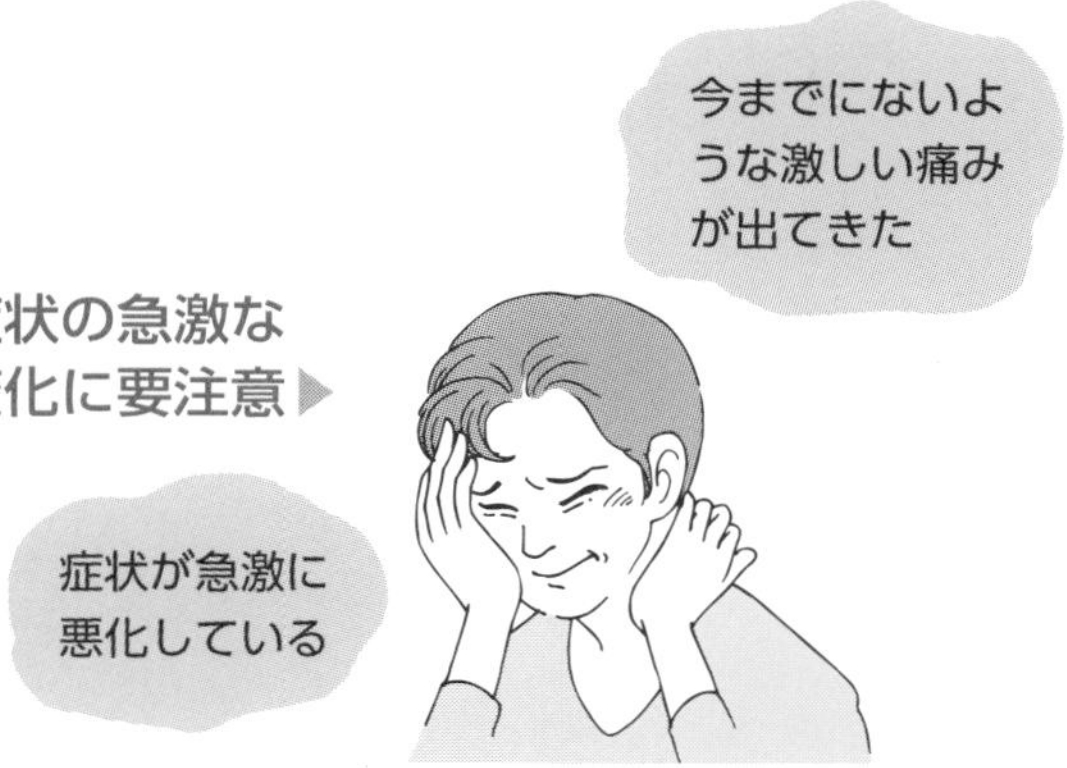
今までにないような激しい痛みが出てきた
症状が急激に悪化している

症状の急激な変化に要注意▶

Q7 転んで尻を打ったことと、腕のしびれは関係ありますか？

ケガや事故による衝撃で、脊髄《せきずい》や神経根《しんけいこん》が障害されることがあります。もともと首の骨（頸椎《けいつい》）にトラブルをかかえている人は、わずかな衝撃で症状が一気に悪化してしまうことがあります。今まで、なにも症状がなかったという人でも、頸椎に強い衝撃が加わるような重いケガをすれば、頸椎の中を通る脊髄や、頸椎から出る神経根を傷つけてしまうおそれがあります。

交通事故は、事故の大きさによっては命にかかわる事態になるおそれもあります。また、大きなケガはないようにみえても、自動車の追突事故などでは頭が大きくしなり、いわゆる「むち打ち症」の状態になることもあります（↓P86）。

スポーツ事故は、ときに大きな事故につながることがあります。頸椎に問題のない若い人でも、ケガの状態によっては脊髄や神経根を傷める原因になるおそれがあります。

大きなケガや事故だけでなく、「転んだ」「階段を踏み外した」などというちょっとしたアクシデントが、じつは症状の出現・悪化に関係していることもあります。転落・転倒は、直接首を傷めなくても、衝撃が頸椎に伝わります。その衝撃が、頸椎の状態を悪化させてしまうおそれがあるのです。

もともと頸椎に問題があれば、ちょっとした衝撃が、脊髄や神経根の障害を悪化させる危険性は十分にあります。「つまずいた」「尻もちをついた」など、ケガというほどではないアクシデントは見過ごされがちですが、発症・悪化のきっかけになる例が少なくありません。脊髄障害を疑わせるサインがあれば、すぐに受診が必要です（↓P29）。

▼発症・悪化のきっかけ

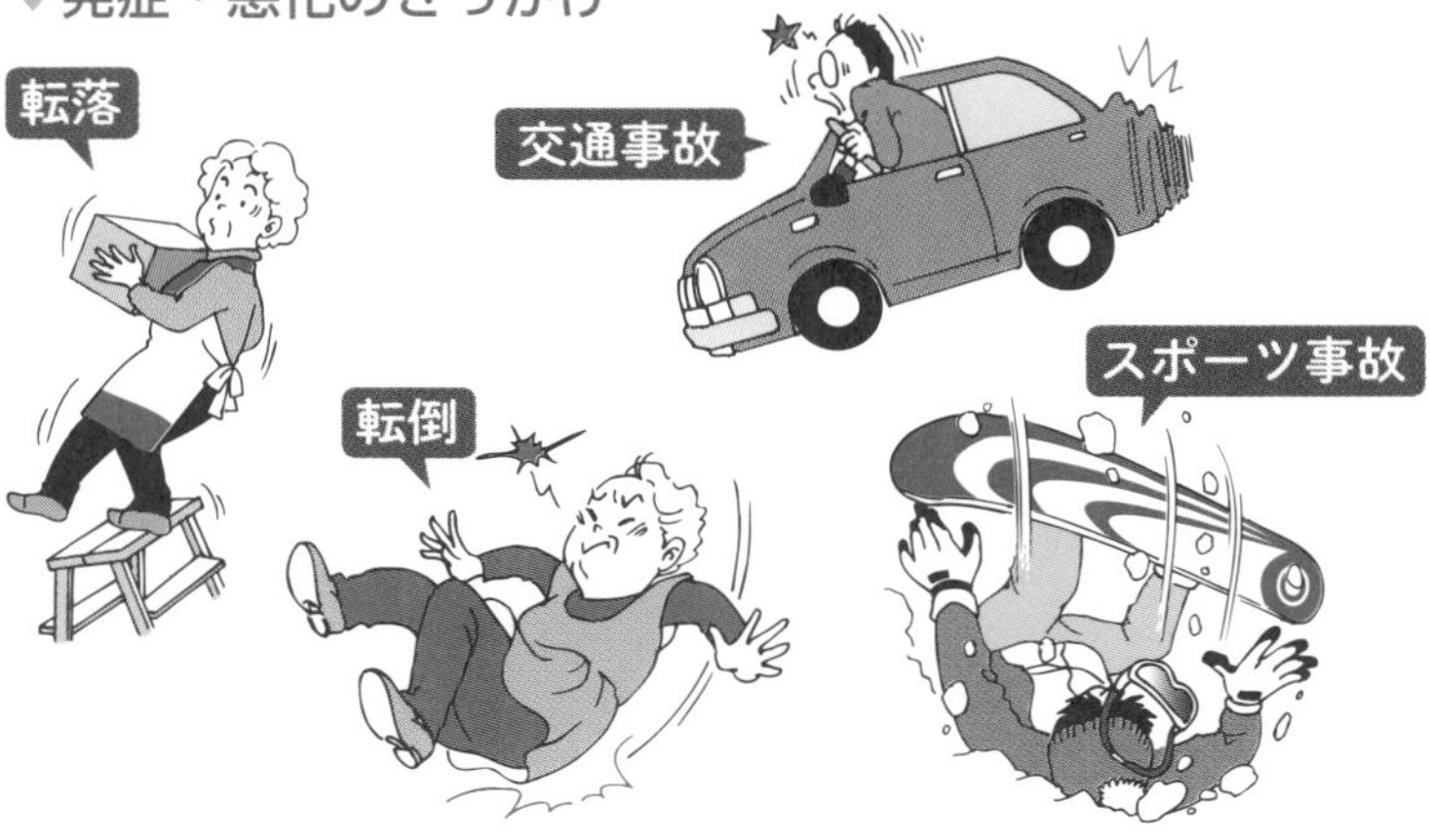

Q8
手足の動きが悪くなってきました。大丈夫でしょうか？

首の骨（頸椎《けいつい》）に原因がある首や肩、腕の症状は、多くの場合、急激に悪化していくことはありません。ただし、症状のもとになっている骨の変形などが進めば、症状も変化していきます。

脊髄《せきずい》にまで障害が及ぶと、運動の指令がうまく伝わらず、手指の動きがぎこちなくなります。首の部分の脊髄の障害が進めば、障害部位より下の脊髄や、末梢神経《まっしょうしんけい》もうまく働かなくなるため、歩きにくさも出てきます。脊髄の障害がさらに進むと、尿をためておく膀胱《ぼうこう》や、尿を排泄する尿道の動きにかかわる筋肉にも指令が伝わりにくくなり、排尿障害が生じやすくなります。

神経根《しんけいこん》の障害による症状は、体の左右どちらかに生じ、部位も特定されていることが多いのですが、脊髄の障害は両側の広い範囲に及びます。今までの症状とは別の原因のようにみえますが、こうした症状も、頸椎のトラブルによって生じてくる可能性があります。痛みやしびれ、脱力が広い範囲で生じてきたら、注意が必要です。早めに圧迫の原因を取り除くことが必要です。

脊髄障害のサイン

状態が悪化するにつれ、首や肩の痛み→手の症状→足の症状→排尿障害という順に進んでいくのが一般的です。

痛み

しびれ

＋

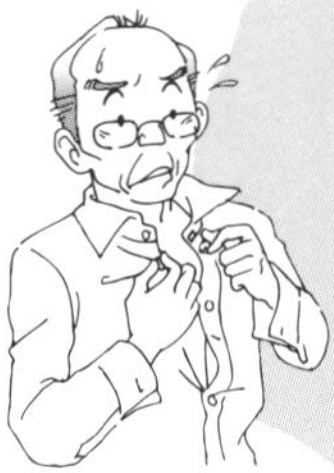

手先がうまく動かせない

- ボタンがうまくはめられない
- 箸を落としてしまう
- 字をうまく書けなくなってきた
- 細かいものをつかみにくい

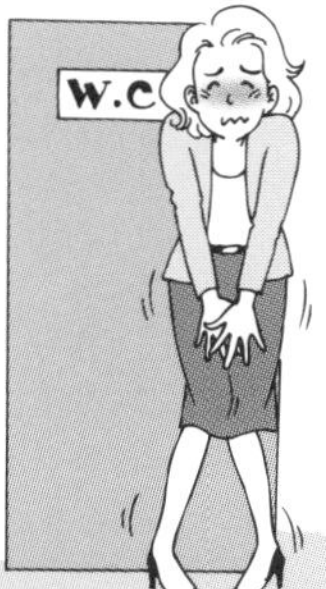

歩行しづらくなってきた

- 手すりがないと階段を上がれない
- 階段を上手に下りられない
- 平地でも転びそうになる
- 速く歩けない

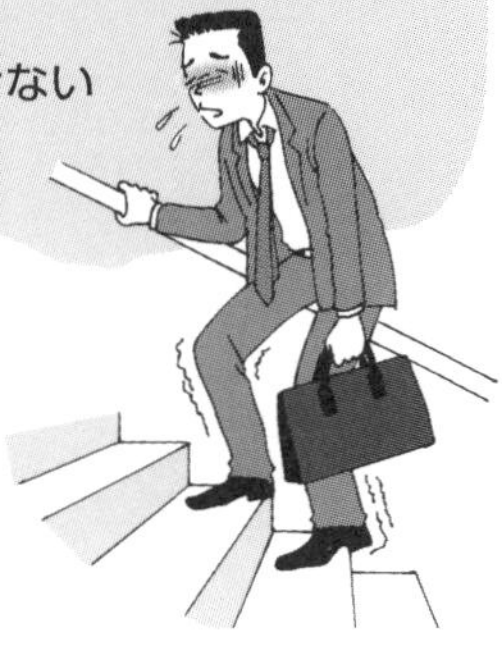

排尿障害

- 尿が出にくい
- 排尿したあとも、すっきりせず、すぐにトイレに行きたくなる

Q9 受診が必要か、判断する目安を教えてください

首や肩の痛みは、ありふれた症状というイメージがつきものです。つらい症状をかかえていても、「疲れているからだ」「歳のせいだからしかたない」と、受診をためらう人が少なくありません。また、「歩きづらい」「トイレが近い」などの症状は、首の痛みとは関係なさそうにみえるだけでなく、高齢者になるほど「歳のせい」と見過ごされがちです。しかし、じつはこれが受診を要する重要なサインなのです。

神経細胞は損傷し、壊死《えし》してしまうと再生しないという性質があります。そのため、圧迫などによる神経障害が起きている場合、障害の程度によっては、手術で圧迫の原因を取り除いても神経の働きが元のようには回復せず、麻痺や、しびれなどの感覚異常が残ってしまうこともあります。**心配な症状があれば早めに原因を調べ、対応を考えていきましょう。**

首や肩の痛みが、筋肉のこわばりによって生じているものなら、受診を急ぐ必要は

ありません。生活の工夫で対処可能です。ただし、長引くようなら、専門家のアドバイスを受けてみるのもよいでしょう。医療機関ではさまざまな保存療法（↓第3章）もおこなっています。骨や神経に障害はなくても、なにか別の身体的な要因が背後にあるかもしれません。全身の健康状態も、あわせてチェックしてもらいましょう。

受診が必要かどうかの目安

症状のタイプや程度をみて、受診するかどうかを考えましょう。

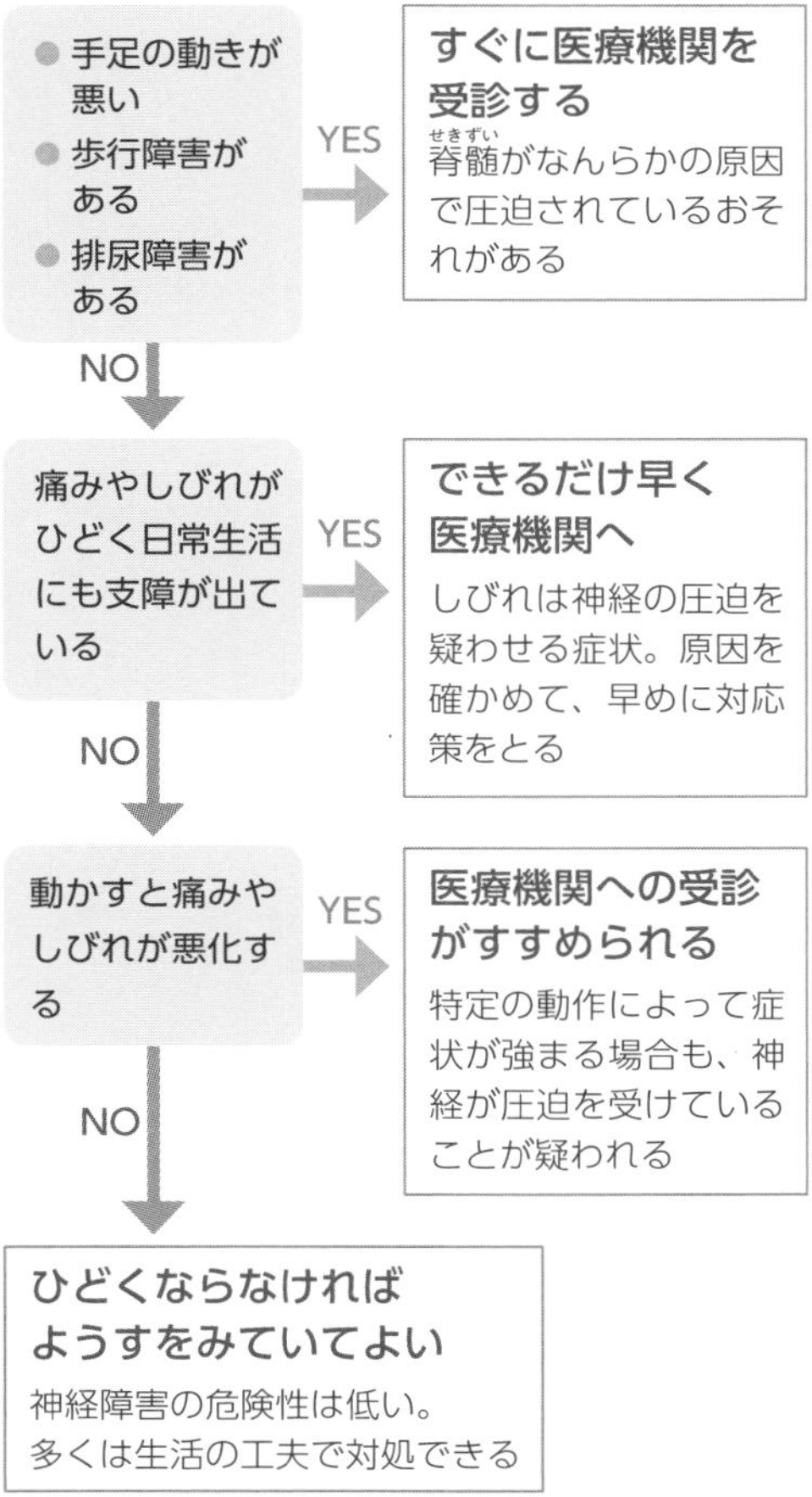
● 手足の動きが悪い
● 歩行障害がある
● 排尿障害がある
YES
すぐに医療機関を受診する
脊髄《せきずい》がなんらかの原因で圧迫されているおそれがある
NO
痛みやしびれがひどく日常生活にも支障が出ている
YES
できるだけ早く医療機関へ
しびれは神経の圧迫を疑わせる症状。原因を確かめて、早めに対応策をとる
NO
動かすと痛みやしびれが悪化する
YES
医療機関への受診がすすめられる
特定の動作によって症状が強まる場合も、神経が圧迫を受けていることが疑われる
NO
ひどくならなければようすをみていてよい
神経障害の危険性は低い。多くは生活の工夫で対処できる

Q10

どこにかかるのがよいですか？

症状が強い場合には、原因を確かめておくことが必要です。**まずは、検査設備の整った医療機関で診察・検査を受けておきましょう。**マッサージなどをおこなう治療院の利用は、一度、医療機関で痛みやしびれの原因を確かめ、骨や神経の状態を確認してからのほうが安心です（↓P107）。

医療機関でみてもらったほうがよいのは、次のような理由からです。

- **症状のもとになっている原因を調べるために、各種の検査がおこなえる**
- **正確な診断が得られる。専門性の高い知識と、豊富な治療経験をもつ医師の総合的な判断が得られる**
- **専門的な治療が受けられる。薬物療法、手術などの医療行為は、医師以外はおこなえない**
- **患者さんの状態、症状の原因によっては、ほかの科と連携しながら治療を進める**

ことともできる

受診先は、骨や筋肉、神経の病気を専門に扱っている**整形外科や脳神経内科、脳神経外科**のいずれかに行ってみるとよいでしょう。具体的にどの医療機関にかかればよいかわからないというときは、診療科を問わず、ふだんお世話になっているかかりつけの医師に相談するのもよいでしょう。診療科は違っても、医療機関どうしのネットワークがあります。適切な医療機関につないでもらえるはずです。

それぞれの科のなかでは、さらに専門分野が分かれており、脊椎脊髄《せきついせきずい》を専門に扱っている医師もいます（→P136）。ただし、はじめから脊椎脊髄の専門医にかかる必要はありません。症状の原因が頸椎《けいつい》（脊椎）にあり、手術など、専門的な治療が必要と判断されれば、「脊椎脊髄専門のお医者さん」につないでもらえます。

まずは身近な医療機関で相談し、必要に応じて症状の経過や、受診の目的を記した紹介状を書いてもらい、それから専門の医療機関を受診するのがスムーズです。紹介状がないからといって診察が拒まれることは少ないのですが、診察時間が長くなったり、検査が増えてしまったりすることがあります。

Q11 診断はどのようにおこなわれますか？

医療機関では、一般に次のような流れで診断をおこなっています。

●**問診**　診察の前には問診票といわれる質問用紙が渡されます。患者さんが記入した問診票をみながら、医師が現在の症状やこれまでの経過、生活の状況などを確認。診断と治療方針の決定に欠かせない情報を把握します。

●**診察**　患部をみたり、触ったり、特定の動作をさせて症状の出方をみます。感覚が鈍くなっているところがないかもチェックします。

●**画像検査**　通常はエックス線検査で首の骨（頸椎《けいつい》）のようすを確認します。頸椎の異常が疑われる場合には、さらに詳しく確認できるＭＲＩ検査などがおこなわれます。疑われる原因によっては血液検査などが追加されることもあります。

●**診断**　患者さんの症状やこれまでの経過、診察の所見や検査画像などをもとに総合的に判断し、症状のもとがなにかを診断します。

診断の進め方

症状をもたらす原因は、すぐにはわからないこともあります。

問診

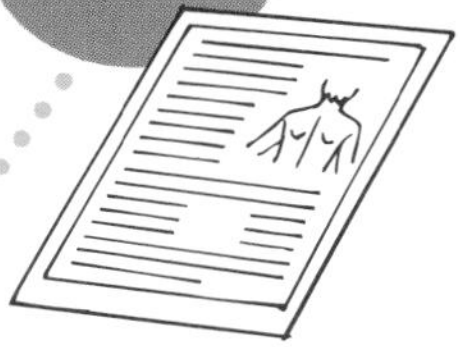

伝えるべき情報は問診票にもれなく書き込む

診察

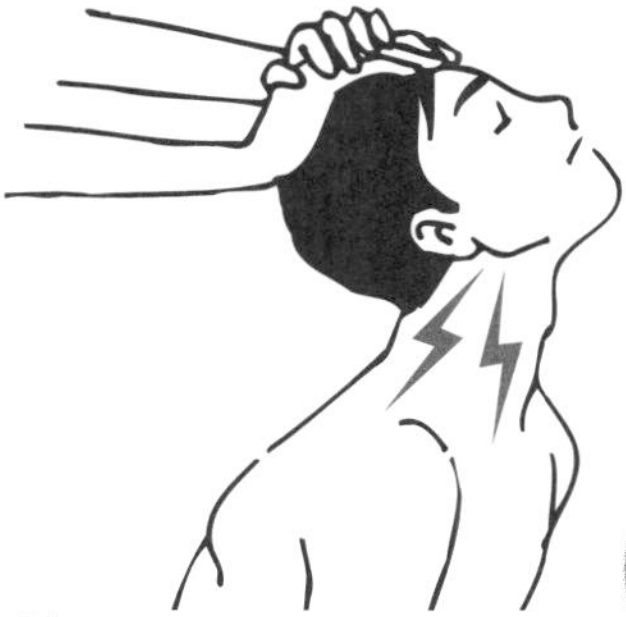

神経根《しんけいこん》の圧迫の有無を探るために、症状のある側に首を傾け、痛みやしびれが増すかどうかを調べることも

画像検査

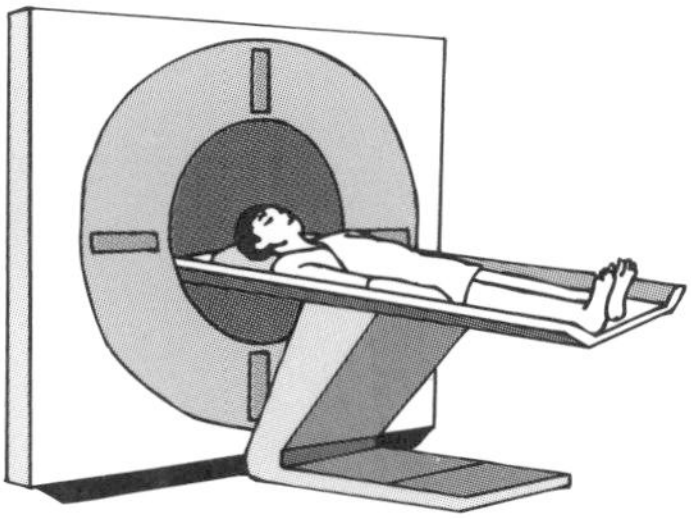

MRI 検査では、エックス線検査では確認できない筋肉や神経、脊髄《せきずい》の状態まで確認することができる

診断

Q12

受診の際、医師になにを伝えればよいですか？

「言わなくても、わかってくれるはず」という期待はトラブルのもと。医師も人間ですから、言わなければ伝わらないこともたくさんあります。症状の原因を知り、的確な治療方針を立てるためには、患者さんが医師に情報を伝えることが不可欠です。

ただし、患者さんが「話したい」と思っている内容と、医師が知りたい情報は異なる場合があります。**医師が知りたいのは、受診の目的・要望、症状です。**必要なことを効率的に伝えられるように、あらかじめ情報を整理して受診してください。

「医師が診察して検査をおこなえば、おのずと原因はわかるだろう」と考えるのか、問診票にきちんと記入しない患者さんが目立ちます。患者さんとしては、「とてもつらい」という現況を伝えるだけで精一杯なのかもしれませんが、医師が的確に診断し、患者さん自身も納得のいく治療を進めていくためには、さまざまな情報が必要です。

診療の現場では、一人ひとりの患者さんにかけられる時間が限られているのも事実です。限られた診療時間のなかで、不満をためることなく治療を進めていくためにも、医師に伝えるべき情報を整理し、きちんと話せるようにしておきましょう。

受診の目的・要望　なぜ受診したのか、どうしてほしいのか率直に伝えましょう。そうすれば、医師は患者さんの要望にできるだけ添った形で、検査・治療計画を立てられます。今どき「患者は黙って医師の言うことに従え！」などと威張っている医師には、めったにお目にかからないはずです。率直に話してもらったほうが、医師としても患者さんとのトラブルが生じる危険性が減りますので安心です。

□重大な病気ではないか知りたい
□原因を徹底的に調べてほしい
□ほかの医療機関で診断を受けているが、「セカンド・オピニオン」を得たい
□ほかの医療機関での治療に満足できないので、別の治療方法を試してみたい
□手術をして、早く治したい
□手術はできるだけ受けたくない

現在の症状　受診の決め手となった症状だけでなく、気になる症状があればすべて伝えておきましょう。「歳のせい」と思っている症状が関連していることもあります。

□症状のある部位
□どんな症状か（「ビリッと痛みが走る」「しびれる」「鈍い痛み」「ジンジンする」など、できるだけ具体的に）
□症状が出たり、強くなったりする姿勢や動作
□どんな姿勢や動作で症状がやわらぐか
□症状の時間的な変化（「朝がとくにひどい」「夕方になるほどひどい」など）

●これまでの経過や生活状況　発症のきっかけや変化なども、原因を探るために欠かせない情報です。とくにケガなどのアクシデントは、「関係ないだろう」と思っても、念のため伝えておくようにします。

□症状がいつから、どれくらいの期間、続いているのか
□追突事故や転倒などのあとに症状が出てきたり、強まったりしていないか
□今ある症状について、ほかの医療機関などで診断や治療を受けているか
□どんな仕事をしているか
□なにかスポーツをしているか（過去にしていたか）

●今使っている常用薬　治療にあたっては、薬物療法を検討することもあります。

現在服薬している薬との飲み合わせが問題になることもあるので、実際に服用している薬をすべて持参して、医師にチェックしてもらうと安心です。

●**治療中の病気や、これまでにかかったことがある病気**　現在の症状とは無関係なように思えても、治療中の病気や、これまでにかかったことのある病気は、正確に伝えます。とくに左記の病気については、もれなく伝えてください。

□糖尿病
□がんや腫瘍
□結核など感染性の病気
□精神科、心療内科などの病気

●**どこでどんな治療を受けてきたか**　整体・カイロプラクティックなど、医療機関以外の施設に通っていた場合、「医師に怒られるのではないか」と、心配している人もいるでしょう。けれど、こうした治療歴も医師が知りたい重要な情報のひとつです。どんな治療法を受けて、それに対して患者さん自身が効果を感じていたのか、効果がなかったのか、それとも、むしろ悪化していると感じているのかなどを知ることで、今後の治療方針を立てやすくなります。

Q13 どんな画像検査が必要ですか？

画像検査は診断に際して大きな役割を果たします。画像で読み取れる情報は、検査方法によって異なります。より詳しい情報を得るために、複数の検査が必要になることもあります。

エックス線検査（レントゲン）　エックス線を体に当て、フィルム上に画像化します。もっとも一般的な検査で、単純撮影とも呼ばれます。骨の状態はこれでわかりますが、筋肉や靭帯《じんたい》などは、はっきり写りません。正面からと側面から、その他必要に応じてさまざまな角度から撮影します。また、曲げたり、反ったりするなど、負荷がかかる姿勢で撮影することで、異常がわかる場合もあります。

CT検査　多方面からエックス線を照射して得られたデータをコンピュータで処理し、体の断面を画像化する検査。骨化病変（→P62）のようすは、エックス線検査よりはっきりわかります。

●MRI検査　磁気を利用し、体の断面を画像化する検査です。エックス線検査と違い、椎間板《ついかんばん》や脊髄《せきずい》のようすもよくわかります。ペースメーカーを使っている人などはこの検査を受けられないため、詳しい検査が必要な場合は脊髄造影をおこないます。

●脊髄造影検査　造影剤を注入してからエックス線検査やCT検査をおこなう方法。MRIでの診断が難しい場合に実施されることがあります。首を前後に倒すなど、体を動かしながらの撮影もできるため、その結果、診断率が上がることもあります。

▼エックス線検査（レントゲン）

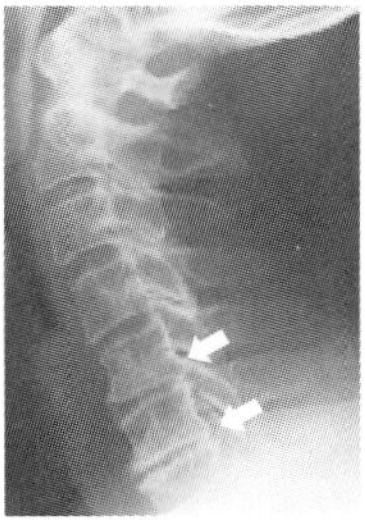

椎間板腔《ついかんばんくう》の狭まりや骨棘《こつきょく》が確認できる（矢印）

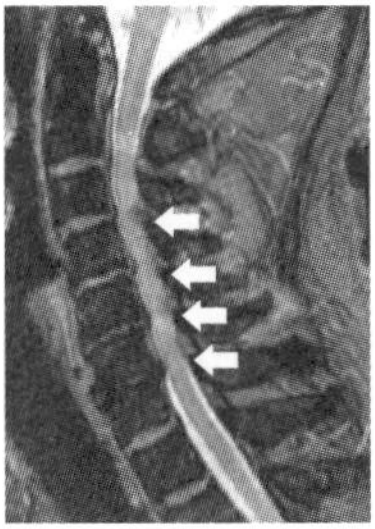

▶MRI検査

脊髄が圧迫されているのがわかる（矢印）

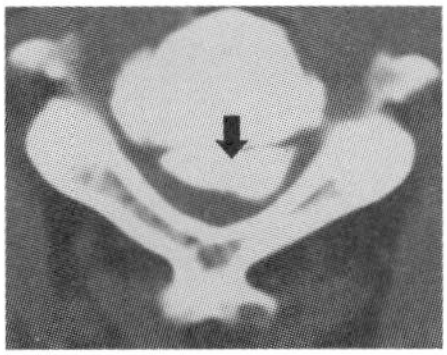

◀CT検査

頸椎脊柱管《けいついせきちゅうかん》内に後縦靭帯骨《こうじゅうじんたいこっ》化巣《かそう》（矢印）がみられる

▼脊髄造影検査

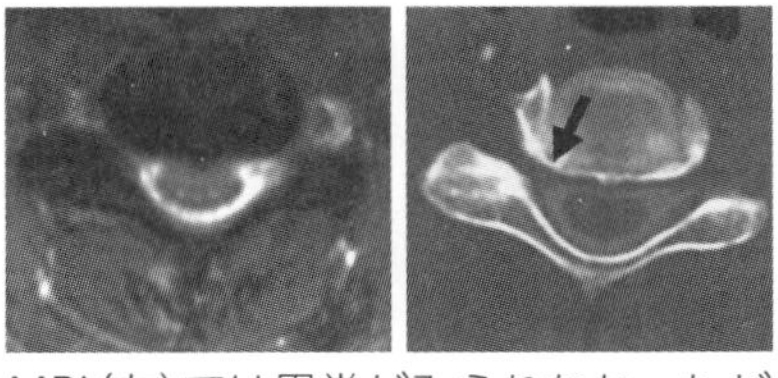

MRI（左）では異常がみられなかったが、CT脊髄造影（右）によって、右椎間孔内病変（矢印）が描出された

Q14 画像検査を受ければ原因はわかりますか？

診断に大いに役立つ画像検査ですが、注意したいのは**画像上でみられる骨や椎間板《ついかんばん》の変性が、症状の原因とは断定できない**点です。

画像でわかる変化と、現在の症状は無関係なこともあります。また、画像検査ではわからない末梢神経《まっしょうしんけい》の障害が、痛みやしびれを引き起こしていることもあります。変化＝原因ととらえると、不適切な治療がおこなわれたり、逆に「異常はない」として、十分な対応がとられなかったりするおそれもあります。

検査機器の進歩によって、画像検査でわかることが増えています。それでも、限界はあります。診断が難しい病気をみつけるには、医師の経験や知識がものをいいます。

画像検査は、あくまでも診断を下すための判断材料のひとつ。症状の出方などを合わせてみなければ、本当の原因はつかめないのです。画像検査の結果だけで「異常はない」と言い切る医師は、専門家とはいえません。

Q15 脳や血液の検査までするのはなぜですか？

首や肩、腕に痛みやしびれがある場合、画像検査では首の骨（頸椎《けいつい》）の部分を中心に調べていきますが、症状の出方によっては、ほかの検査が追加されます。症状をまねく病変は、頸椎だけに生じているとはかぎりません。念のため、頭部のCT検査やMRI検査をおこなうこともあります。

しびれや手足の動きの悪さをまねく原因として、もっとも注意したいのは、脳血管障害や脳腫瘍といった脳の病変です。**脳梗塞や脳出血など、血管障害は高齢になるほど起こりやすくなります。**脳に異常はないか、確かめておけば安心です。

このほか、診断の材料とするために、血液検査や髄液検査がおこなわれたり、電気診断法で末梢神経《まっしょうしんけい》の働きに異常がないかを調べたりすることもあります。

●**脳の検査**　軽い脳梗塞や、小さな脳出血、脳腫瘍などによる症状は、脊髄《せきずい》障害による症状と似ています。頭部のＣＴ検査やＭＲＩ検査を受け、脳の病変の有無を確かめておきましょう。

●**髄液検査**　脳や脊髄の炎症、出血の有無などを調べるために、脳脊髄液を採取することがあります。横になった状態で、腰椎《ようつい》の間に針を刺して脳脊髄液を採取します。体に負担はかかりますが、外来でおこなうこともあります。

●**血液検査**　感染性の炎症が疑われる場合には、血液検査で白血球の増え方などをみます。また、全身の状態を把握するために、血液を調べることもあります。

●**電気診断法**　末梢神経の障害が疑われるときなどにおこなわれる検査です。皮膚に貼った電極から末梢神経に弱い電気刺激を与え、その伝わり方をみます。電気信号を波《は》形《けい》で示し、異常はないか調べます。

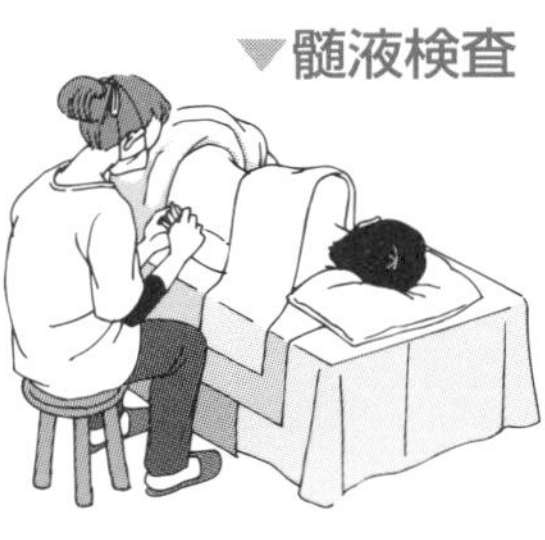

▼髄液検査

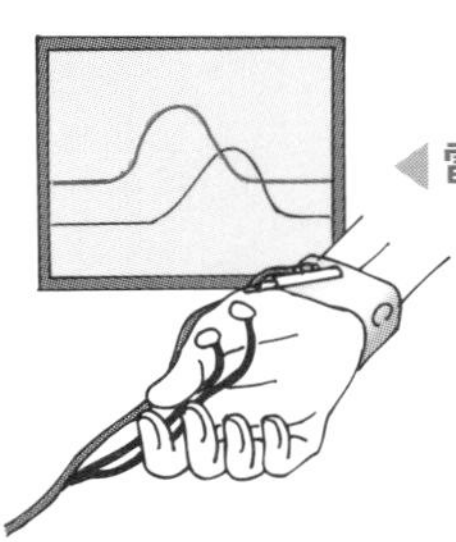

◀電気診断法

2

痛み・しびれの原因と対応方針

Q16 首の骨、頸椎の構造と役割を教えてください

首や肩、腕に現れているつらい症状は、骨に問題があるのか、それとも筋肉の疲労なのか、あるいはまったく別の原因なのかにより、対応の方針が変わってきます。**首の骨、頸椎《けいつい》周辺のトラブルであった場合、頸椎の基本的な構造や頸椎の役割を知っておくと、病状を理解しやすくなります。**

頸椎の構造は左図に示すとおりです。頸椎は脊椎《せきつい》の一部であり、その役割は主に3つあります。

● **脊髄《せきずい》を守る**　脊椎骨は円柱形の椎体《ついたい》と、左右の椎弓《ついきゅう》から成り立っています。椎体と椎弓の間の空間（脊柱管《せきちゅうかん》）が脊髄の通り道。脊髄を骨で囲み、保護しています。

● **体を支える**　背骨（脊椎）は上体を起こした姿勢を保つための支柱となります。頸椎が支える頭の重さは4kg程度。大小さまざまな筋肉が頸椎を支えています。

● **動きをつくる**　椎体と椎体の間にあるクッション性に富んだ椎間板《ついかんばん》と、椎間関節《ついかんかんせつ》

が、背骨の動きをつくりだしています。頸椎は、前後左右に自在な動きをする部位。背骨のなかでもとりわけ運動性が高くなっています。

頸椎周辺のトラブルは、骨や椎間板など、頸椎そのものに問題が生じている場合が多いものです。とはいえ、頭からそうと決めつけず、あらゆる可能性を考えておくことが、適切な対応をとるための第一歩です。

頸椎のようす

背骨（脊椎）は複数の脊椎骨が連なったもの。首の部分の背骨が頸椎です。

▼頸椎の成り立ち

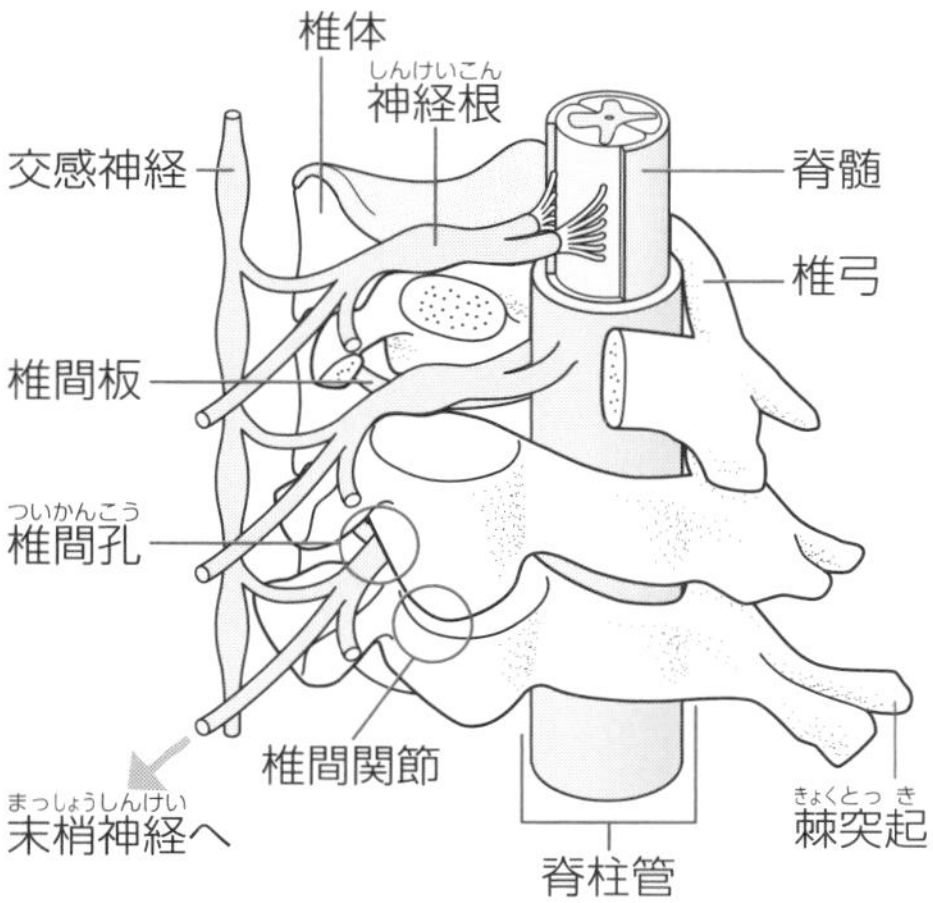
椎体
神経根《しんけいこん》
交感神経
脊髄
椎弓
椎間板
椎間孔《ついかんこう》
椎間関節
末梢神経《まっしょうしんけい》へ
棘突起《きょくとっき》
脊柱管

▼頸椎の脊椎骨

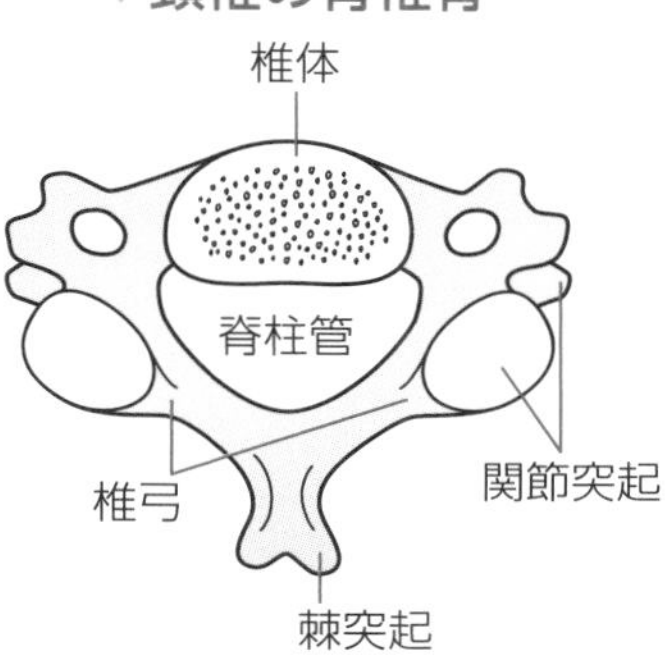
椎体
脊柱管
椎弓
関節突起
棘突起

Q17 肩こりはどうすれば楽になりますか？

首や肩の症状は、なんでも「肩こり」と表現されるほど、首や肩のこりは一般的な症状です。

首や肩のこりを訴える人は、首から肩、背中にかけて、筋肉が硬くこわばった状態になっています。筋肉のこわばりは、多くの場合、長時間うつむいた姿勢で手先の作業を続けていたときなどに生じます。頭の重さは約４kg。左右の腕もまたそれぞれ４kgほどの重さがあります。長時間にわたって同じ姿勢・作業を続けていると、頭や腕を支えたり、動かしたりする首や肩の筋肉の一部だけに負担がかかります。筋肉の疲労が「ひどい肩こり」に結びついてしまうのです。

▼頸椎《けいつい》を支える筋肉（表層）

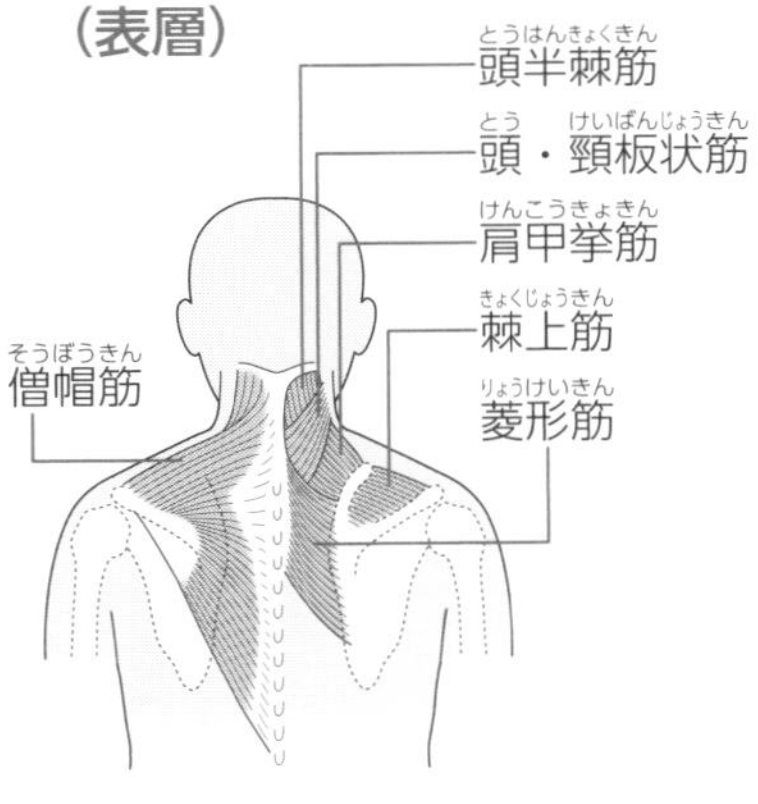
頭半棘筋《とうはんきょくきん》
頭《とう》・頸板状筋《けいばんじょうきん》
肩甲挙筋《けんこうきょきん》
棘上筋《きょくじょうきん》
菱形筋《りょうけいきん》
僧帽筋《そうぼうきん》

こりと痛みの悪循環

筋肉のこわばり、血行不良が痛みをまねき、痛みが生じると、さらに筋肉のこわばりが強くなりがちです。

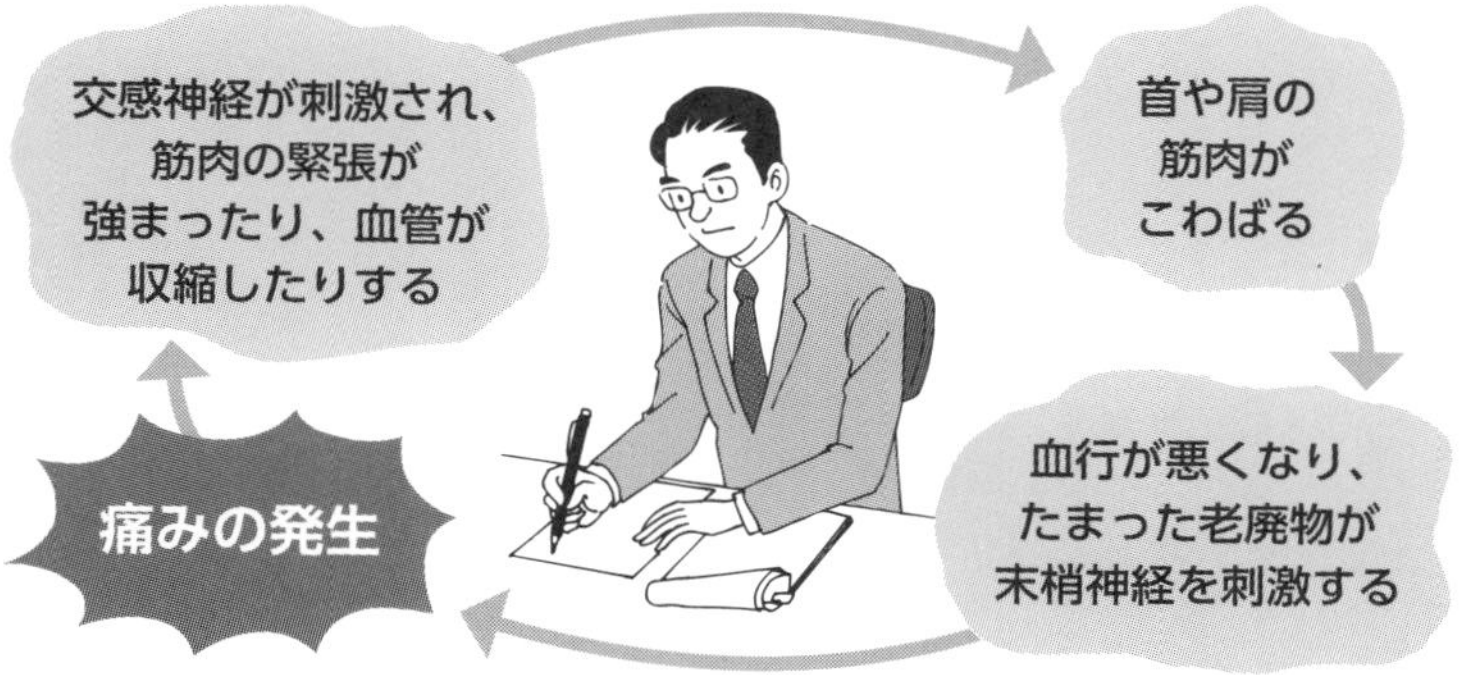
交感神経が刺激され、筋肉の緊張が強まったり、血管が収縮したりする
首や肩の筋肉がこわばる
血行が悪くなり、たまった老廃物が末梢神経を刺激する
痛みの発生

首や肩のこりの悪循環は、筋肉のこわばりから始まります。ですから、**筋肉を伸ばしたり、動かしたりしてこわばりをほぐせば、不快な症状は減らせます。**

重い頭を支える首のまわりの筋肉は疲労がたまりがちです。個々の筋肉の動きを意識しながら体操をしてみるとよいでしょう。

ただし、筋肉のこわばりだけでなく、同時に骨の問題が生じていることもあります。**体操でビリッと走るような痛みが生じる場合は、むやみに動かさないようにしてください。**動かすことで、かえって神経の損傷を進めてしまうことがあります。

筋肉を動かして予防・治療

こわばりを感じたら、首や肩のまわりの筋肉を動かしましょう。

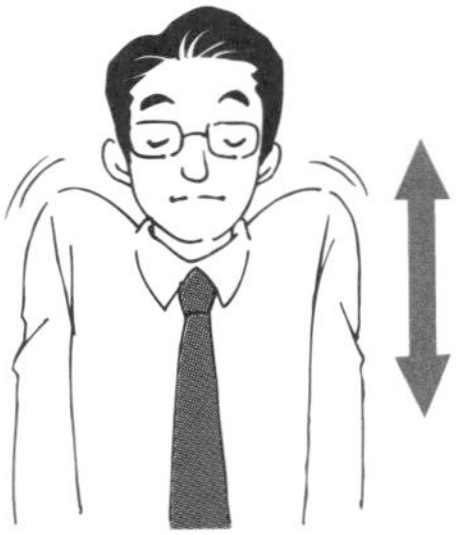

肩の上げ下ろし

肩先を耳に近づけるように肩をすぼめたあと、肩の力を抜いてストンと落とす

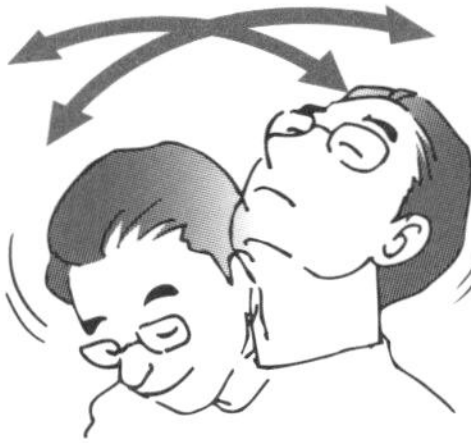

首の運動

首をゆっくり前後左右に倒したり、ゆっくり回したりする

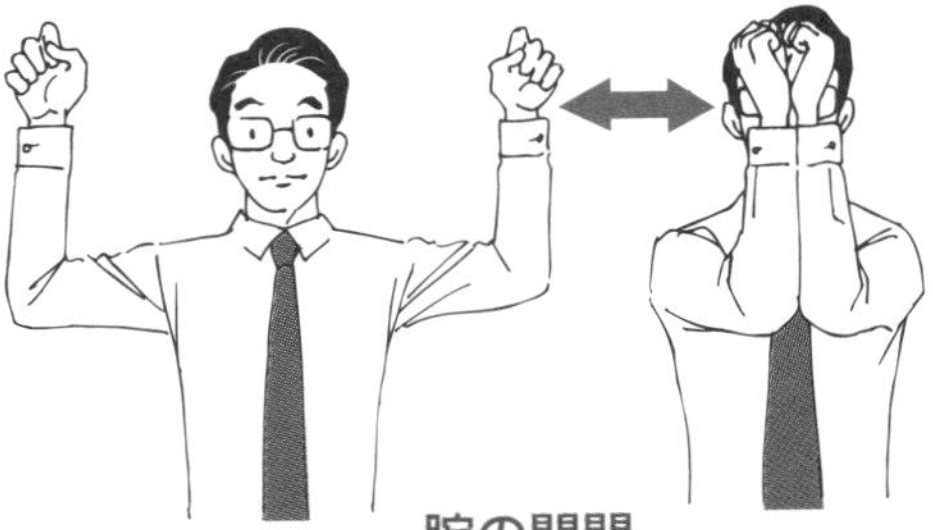

腕の開閉

腕を肩と水平に挙げ、肘《ひじ》を直角に曲げる

水平を保ったまま、両腕の肘を合わせたり、離したりする。僧帽筋が伸びるのを意識しておこなう

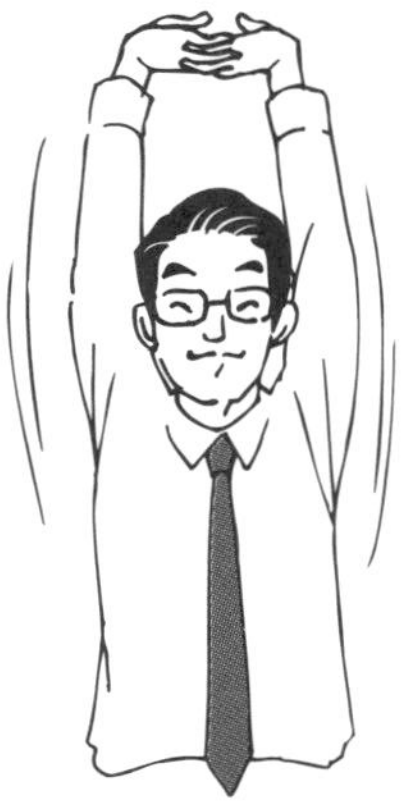

背伸び

腕を頭の上に挙げてギュッと伸ばしたあと、力を抜く

Q18 頸肩腕症候群とは、どんな病気でしょうか？

肩こりだけでなく、首・肩・腕に慢性的な痛みやしびれがある、目が疲れる・乾く、頭痛を伴う、疲れやすいなど、さまざまな不快症状が続いている場合は、不快な症状の背景に病的な要因はないか、骨や関節の変形や異常、全身の病気など、あらゆる可能性を考えて検討し、症状の原因がわかれば、原因に応じて治療していきます。

明らかな病変がみられず、原因を調べてもはっきりしない場合、頸肩腕症候群《けいけんわんしょうこうぐん》といわれることがあります。首や肩、腕にかけて現れる症状という意味の、とりあえずの病名です。負担の多い姿勢や作業による疲れ、精神的なストレスなどが引き起こすものであり、病的なものではありません。疲れをためないよう、生活面で注意していけばよいでしょう。

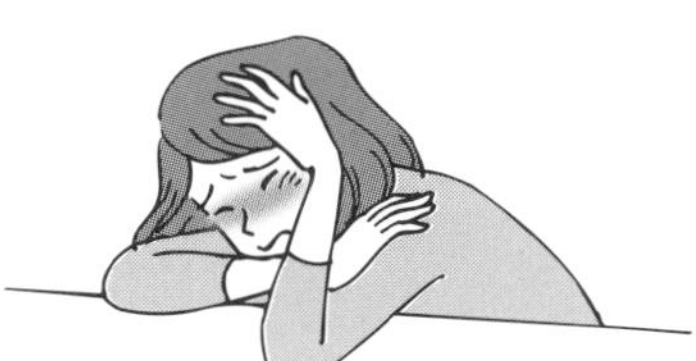
肩こりだけでなく、さまざまな不快症状が続く

Q19

「ストレートネック」だから症状が出やすいのですか？

首の骨（頸椎《けいつい》）は、７つの脊椎骨《せきついこつ》が通常はやや前方に突き出たゆるいカーブを描いて並んでいます。この前方に突き出るカーブがみられず、まっすぐに並んでいる状態は、「ストレートネック」と呼ばれることがあります。カイロプラクティックや整体などの民間の治療機関では、「ストレートネックだから肩こりを起こしやすい」などと言われることもあるようです。

結論から言えば、**ストレートネック自体は病的なものではありません。**頸椎のカーブは姿勢で大きく変わります。前かがみの姿勢をとると、頸椎の自然なカーブは失われてみえます。まっすぐに並んでみえても、それだけで病的だとはいえません。

一方で、姿勢の悪さは症状に影響します。姿勢が悪いと、骨にも筋肉にも負担がかかります。その結果、ひどい肩こりだけでなく、さまざまな不快症状をもたらすこともあります。首を後ろに反らせると痛みが増すために、背中を丸めたうつむき加減の姿勢がくせになっていることもあります。その場合、検査をすると頸椎の自然なカーブが失われてみえます。**ストレートネックと指摘されたときに重要なのは、なぜ姿勢が悪くなっているのか、その点を確かめておくことです。**

高齢者では、頸椎のカーブがやや後方に突き出た「後彎《こうわん》」の状態もみられます。この場合も、後彎自体が病的というわけではありません、後彎をまねく原因がなにか医療機関で確かめておくことが重要です。

姿勢の悪さが問題

頸椎のカーブは姿勢で大きく変わります。

▼正しい姿勢

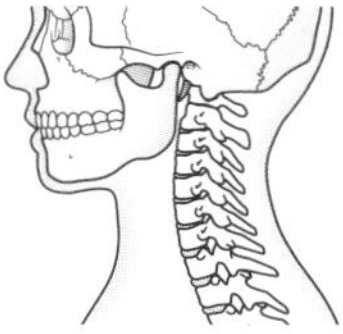

頸椎の自然な並び方

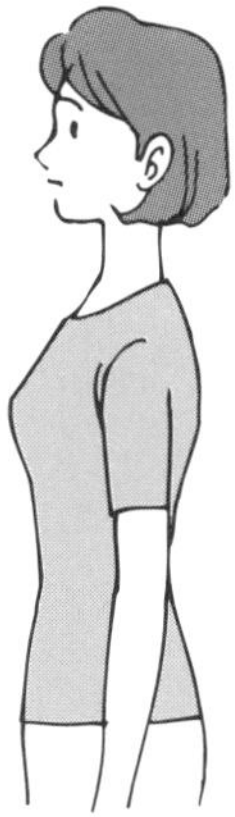

頸椎の自然なカーブを保つ姿勢が、もっとも背骨や筋肉への負担が少ない

▼負担の多い姿勢

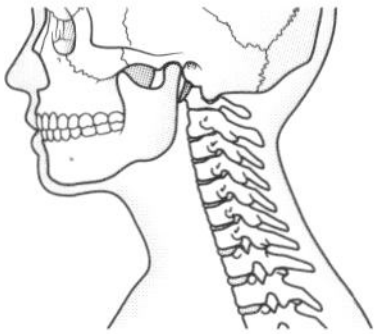

不自然な並び方
(ストレートネック)

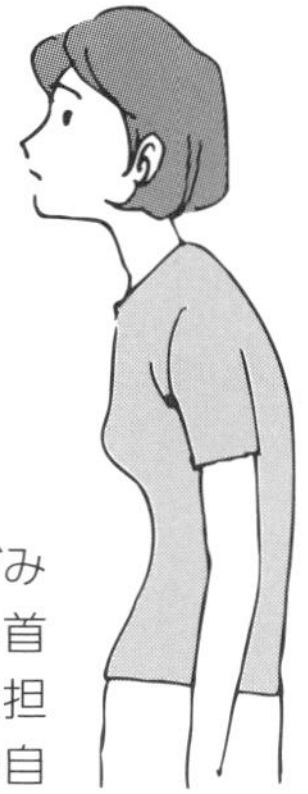

背中が丸まった前かがみの姿勢は、頭を支える首や肩、背中の筋肉の負担が大きくなる。頸椎の自然なカーブも失われがち

Q20 頸椎に変形がみられる場合、治療は必要ですか？

硬い骨は、成長しきったあとはすり減る一方、というわけではありません。少しずつ古い骨は壊され、新しい骨につくりかえられています。年齢を重ねれば、背骨にも変化が現れます。とくに運動性の高い首の骨（頸椎《けいつい》）は、長年の使用による変形が起こりやすいところです。

実際、頸椎の変形は中高年の人にはしばしばみられるものです。変形が生じていても、神経を圧迫しないかぎり症状は出ないので、治療の対象にはなりません。**症状がある場合のみ、「頸椎症」として治療の対象になります。**

頸椎症とされるのは、椎体《ついたい》や関節突起が変形し、棘《とげ》のようなでっぱり（骨棘《こつきょく》）が脊髄《せきずい》や神経根《しんけいこん》を圧迫するために、痛みやしびれが生じる状態です。頸椎症による痛みやしびれは、朝方は軽く、起きて活動しているうちに、だんだん強まってくるのが特徴です。

骨の変形があっても、それが今ある症状の原因とはかぎりません。骨に変形がみられ、しびれなどの症状があると、両者を結びつけて考えやすいのですが、末梢神経《まっしょうしんけい》障害がみられないかなど、幅広い検討が必要です。

加齢による頸椎の変化

年齢が高くなるにつれ、頸椎の変形が起こりやすくなります。

椎間板のクッション機能が低下し、脊椎骨《せきついこつ》と脊椎骨の間が狭くなる

脊椎骨どうしがぶつかり、椎体の縁が硬化したり、すり減った部分に過剰な骨形成が起きて、棘のようなでっぱり（骨棘）ができたりする

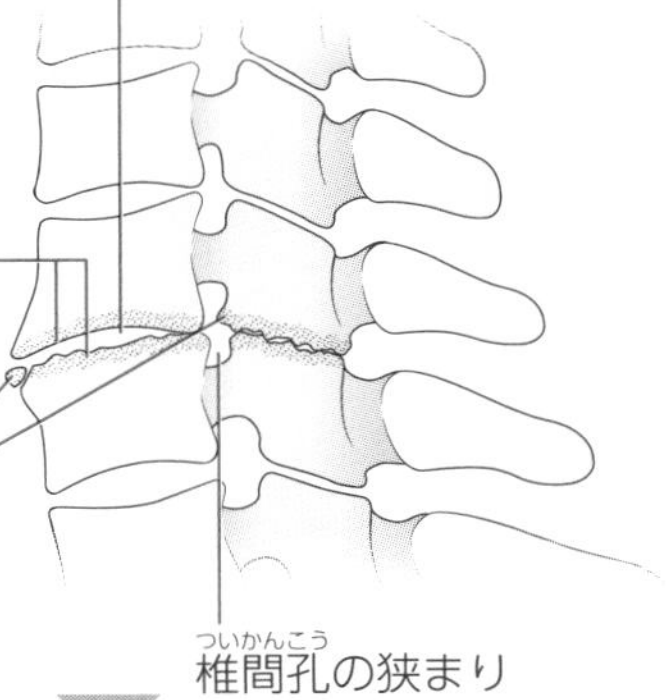
椎間板腔《ついかんばんくう》の狭まり
椎体の縁の硬化・拡大
骨棘
椎間孔《ついかんこう》の狭まり

変形した骨が脊髄や神経根を圧迫し、痛みやしびれの原因となっている場合のみ、頸椎症として治療していく

Q21 頸椎症と診断されました。どう対応すればよいでしょうか？

筋肉疲労によるこりを除き、首・肩・腕の症状をまねく原因としてもっとも多くみられるのが「頸椎症《けいついしょう》」です。頸椎症には次の2つのタイプがあります。

● **頸椎症性神経根症《しんけいこん》**　骨の変形により神経根が通る椎間孔《ついかんこう》が狭まり、神経根が圧迫された状態。とくに第4～第7頸椎で起こりやすく、首から肩、腕へのしびれるような痛みが起こります。どの神経根が圧迫されているかによって、症状が現れる部位は異なります。

● **頸椎症性脊髄症《せきずい》**　変形した脊椎骨《せきついこつ》が脊髄を圧迫している状態。第3～第7頸椎で起こりやすく、両手のしびれ、動きの悪さなどが現れます。圧迫が進むと下半身にも症状が及びます。

頸椎症でも頸椎椎間板《ついかんばん》ヘルニア（→P58）でも、脊髄や神経根が圧迫される部位が同じなら、現れる症状は同じです。そこで、症状に着目して、**頸部脊髄症、頸部神経**

根症という診断が下されることもあります。

多くの場合、手術をしない保存療法で改善しますが、脊髄が圧迫される脊髄症がみられるようなら、手術を考えます。

頸椎症のタイプと対応の方針

頸椎症は、骨の変形による圧迫がどこに生じているかで対応の方針が変わります。

▼頸椎症性神経根症

神経根は左右にある。圧迫が生じた側の肩、腕に症状が現れる

▼

まずは保存療法でようすをみる(→第３章)

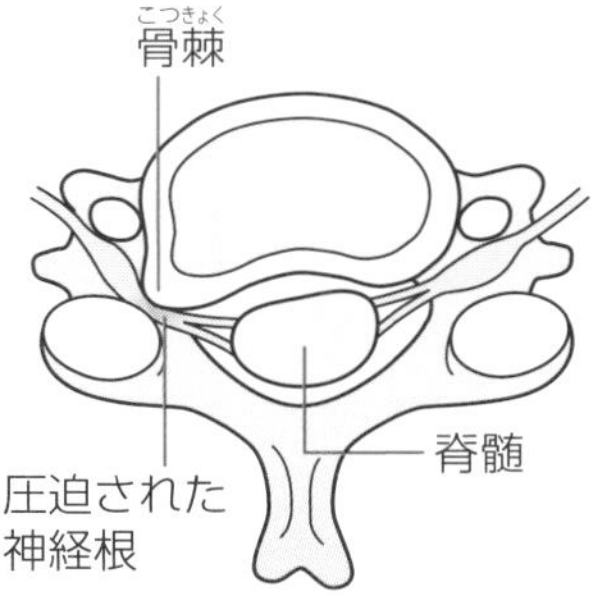
骨棘《こつきょく》
脊髄
圧迫された神経根

▼頸椎症性脊髄症

脊柱管《せきちゅうかん》側の椎体《ついたい》に変形が起きた場合などは、脊髄の圧迫が起こりやすい

▼

運動機能の低下が生じているようなら、手術療法を検討する(→第４章)

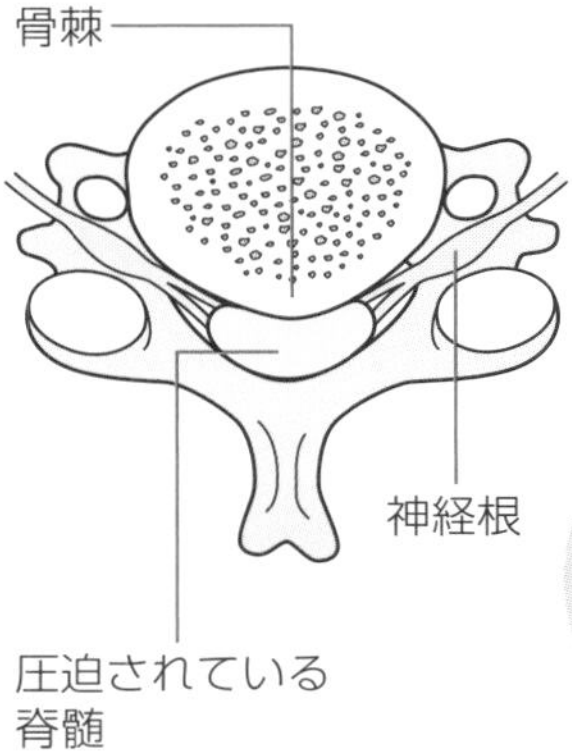
骨棘
神経根
圧迫されている脊髄

Q22

頸椎椎間板ヘルニアとは、どんな病気でしょうか？

椎間板《ついかんばん》は、脊椎骨《せきついこつ》の椎体《ついたい》と椎体の間にある弾力性に富んだ組織です。脊椎骨に伝わる衝撃を吸収するクッション役として、背骨全体のしなやかな動きをつくるサポートをしています。椎間板は、髄核《ずいかく》というゼリー状の物質と髄核を取り囲む線維輪《せんいりん》からできており、内部に血管はありません。湿ったスポンジを絞ると水が出て、放すと吸水するように、動くことで老廃物を出し、酸素や栄養を取り入れています。

この**椎間板が傷んでつぶれ、中身の髄核が飛び出した状態が椎間板ヘルニアで、首の骨（頸椎《けいつい》）の椎間板に生じたものが「頸椎椎間板ヘルニア」です**。飛び出した中身によって脊髄《せきずい》や神経根《しんけいこん》が圧迫されると、痛みやしびれといった症状が出てきます。

椎間板は、動きによる衝撃や、姿勢を保持するためにかかる力を受け止めるところであるため、背骨のなかでもとくに負担がかかる部位です。しかも血行がないため、傷みが修復されにくいという特徴もあります。使いすぎや加齢によって弾力性が低下すると、椎間板はつぶれやすくなります。比較的若い年代の人にも椎間板の変性が生じ、つぶれて中身が飛び出したヘルニアができてしまうことがあります。

また、椎間板の弾力性が失われ、厚みがなくなると、椎間板腔《ついかんばんくう》が狭くなるために骨どうしがぶつかり、変形をもたらすおそれがあります。ヘルニアにはならなくても、頸椎症の引き金になる危険性があります。

頸椎椎間板ヘルニアの進み方

椎間板ヘルニアは、比較的若い年代の人に起こることもあります。

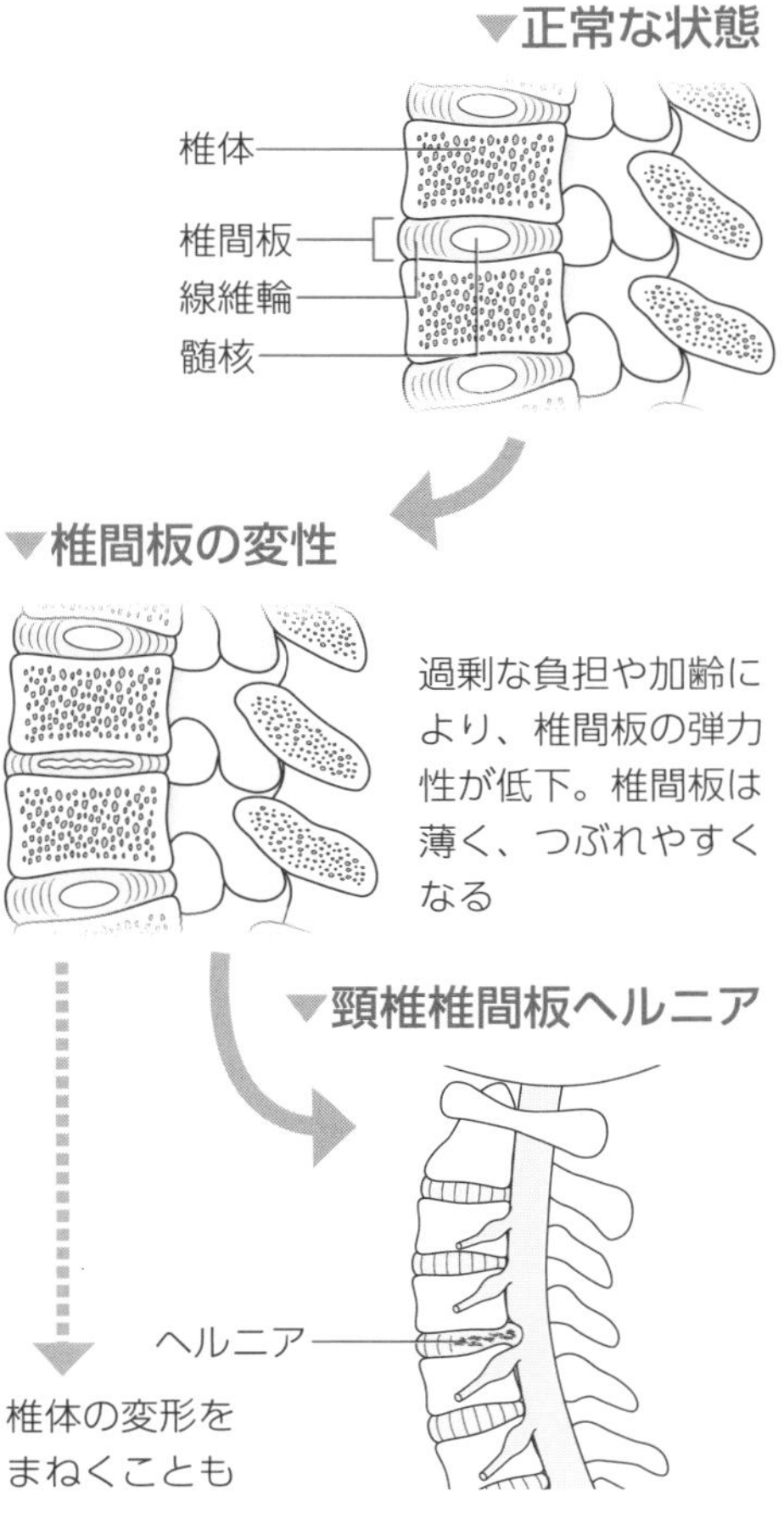
▼正常な状態
椎体
椎間板
線維輪
髄核
▼椎間板の変性
過剰な負担や加齢により、椎間板の弾力性が低下。椎間板は薄く、つぶれやすくなる
▼頸椎椎間板ヘルニア
ヘルニア
椎体の変形をまねくことも

Q23 頸椎椎間板ヘルニアとわかったら、手術が必要ですか？

ヘルニアの多くは自然に吸収され、症状が出にくくなります。元の状態に戻る可能性があるという意味で、脊椎骨《せきついこつ》の変形や靭帯《じんたい》の骨化（↓P62）とは異なるタイプのトラブルといえます。ひどくならないうちに適切な手当てをしておくことが大切です。

ヘルニアが神経根《しんけいこん》を圧迫すると、首や肩、腕に広がる痛みやしびれのもとになります（**神経根症**）。ヘルニアが脊柱管《せきちゅうかん》の方向に飛び出して脊髄《せきずい》を圧迫し、手足の感覚障害、運動機能の低下などの脊髄症状を引き起こすこともあります（**脊髄症**）。

▼神経根症

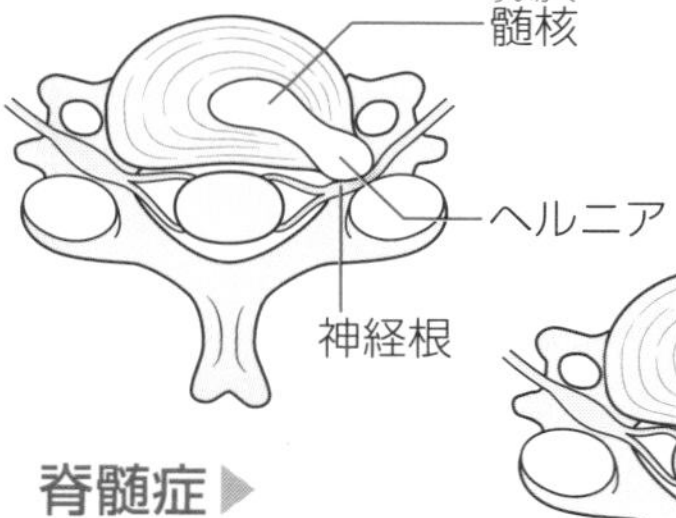

神経根症は左右どちらかの側に起こることが多く、症状が現れる範囲は限定的

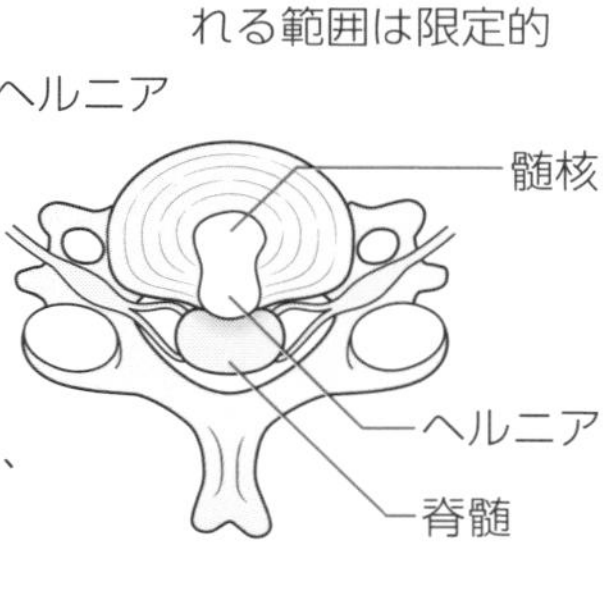

脊髄症▶

圧迫の程度が強まると、症状は全身に現れる

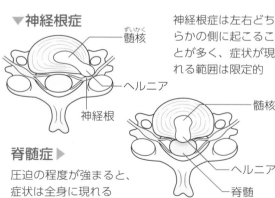

ヘルニアの圧迫による痛み、しびれが現れたら、**安静を保つと同時に、薬物療法などで症状をやわらげていきます。**激しい運動だけでなく、長時間、同じ姿勢でいたり、同じ動作をくり返したりするのも、椎間板《ついかんばん》の一部に負担をかけるもとになります。症状が落ち着いてきたら、適度な運動を心がけるようにしましょう。

そうした対応を続けていても、**生活に支障が出るほどの痛みやしびれが続いたり、脊髄症状が強まったりしている場合には、手術が検討されます。**

頸椎椎間板ヘルニアの対応の方針

薬物療法などで症状をやわらげながら、ヘルニアが自然に吸収されるのを待ちます。

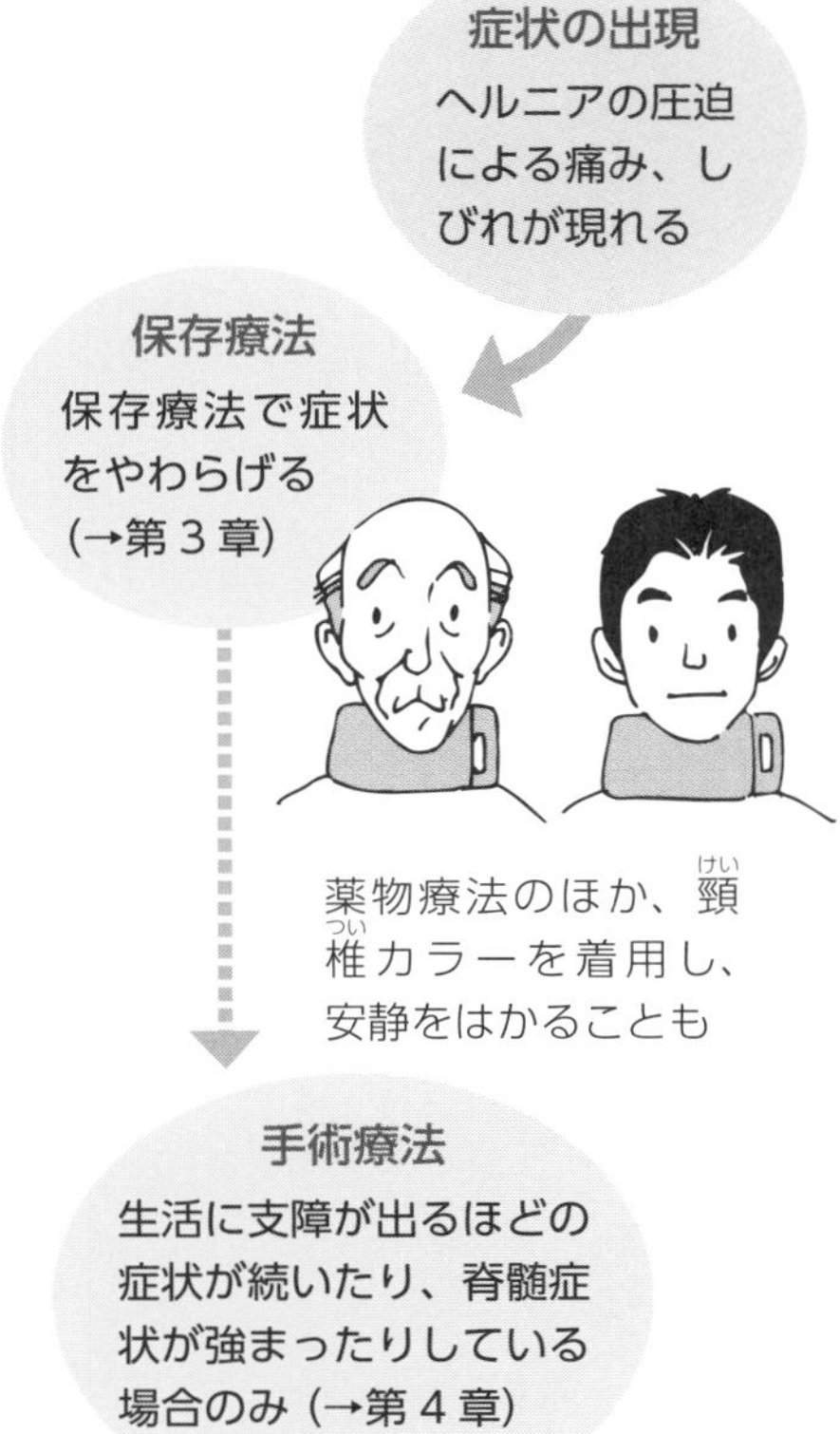
症状の出現
ヘルニアの圧迫による痛み、しびれが現れる
保存療法
保存療法で症状をやわらげる（→第３章）
薬物療法のほか、頸《けい》椎《つい》カラーを着用し、安静をはかることも
手術療法
生活に支障が出るほどの症状が続いたり、脊髄症状が強まったりしている場合のみ（→第４章）

Q24 後縦靭帯骨化症とは、どんな病気ですか？

靭帯は、骨と骨をつないで安定させる強靭《きょうじん》な線維組織です。背骨を支える靭帯は主に3つあります。椎体《ついたい》を支える前縦靭帯《ぜんじゅうじんたい》と後縦靭帯《こうじゅうじんたい》、そして椎弓《ついきゅう》と椎弓をつなぐ黄色《おうしょく》靭帯《じんたい》です。通常は紙のように薄いものですが、**靭帯の一部が硬く厚い骨に変化し、少しずつ大きくなっていく**ことがあります。これを「骨化」といいます。

3つの主な靭帯のいずれも骨化する可能性はありますが、首の骨（頸椎《けいつい》）で起きやすいのは後縦靭帯の骨化で、これを**後縦靭帯《こうじゅうじんたい》骨《こつ》化《か》症《しょう》**といいます。**後縦靭帯は脊柱管《せきちゅうかん》に面しているため、骨化して厚くなった靭帯が、脊柱管の中を通る脊髄《せきずい》や神経根《しんけいこん》を圧迫し、痛みやしびれ、運動機能の低下などを引き起こすおそれがあります。**歳をとると起こりやすくなるトラブルのひとつです。脊柱管に面する黄色靭帯、後縦靭帯に骨化がみられる状態を、まとめて脊柱靭帯骨化症と呼ぶこともあります。

後縦靭帯が骨化していく原因は不明ですが、遺伝的なものが関係していると考えられています。日本人は比較的骨化が起こりやすく、その多くが40歳以上で発症。加齢とともに徐々に進行していきます。

背骨を結ぶ３つの靭帯

背骨を構成する脊椎骨《せきついこつ》は、主に３つの靭帯で結ばれています。

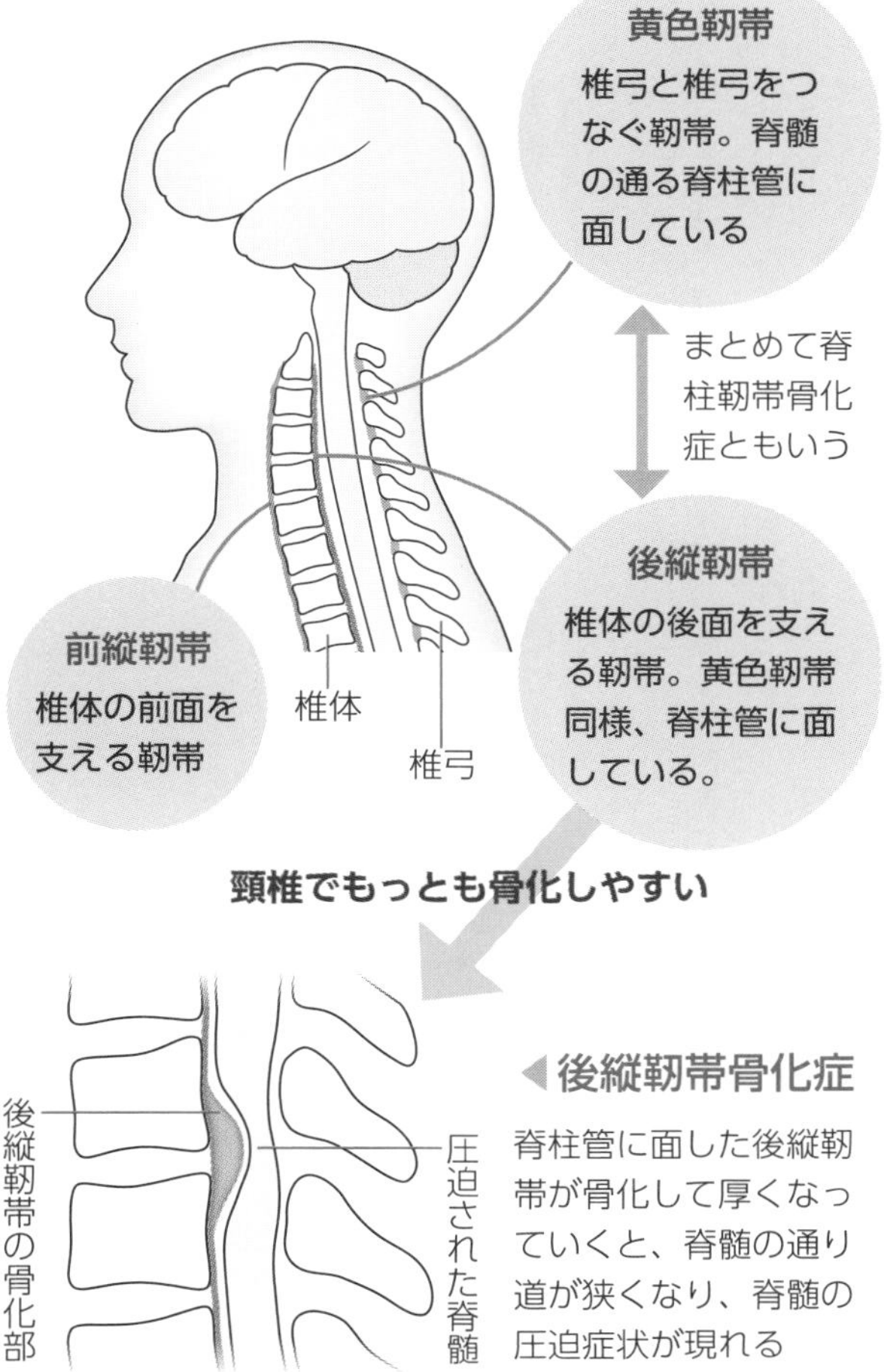
黄色靭帯
椎弓と椎弓をつなぐ靭帯。脊髄の通る脊柱管に面している
まとめて脊柱靭帯骨化症ともいう
後縦靭帯
椎体の後面を支える靭帯。黄色靭帯同様、脊柱管に面している。
前縦靭帯
椎体の前面を支える靭帯
椎体
椎弓
頸椎でもっとも骨化しやすい
◀後縦靭帯骨化症
脊柱管に面した後縦靭帯が骨化して厚くなっていくと、脊髄の通り道が狭くなり、脊髄の圧迫症状が現れる
後縦靭帯の骨化部
圧迫された脊髄

Q25 後縦靭帯骨化症は難病と聞きました。治療法はありますか？

後縦靭帯骨《こうじゅうじんたいこっ》化《か》症《しょう》は国が指定する難病のひとつです。骨化の原因も、予防法や根本的な治療法もわかっていません。**難病と聞いて気落ちする人が多いのですが、骨化は急激に進むわけではありません。症状の有無や程度をみて対応を考えます。**

背骨を支える靭帯の一部が硬くなりはじめても、初めのうちはとくに症状はありません。しかし、骨化が進むと脊柱管《せきちゅうかん》が狭くなるため、脊髄《せきずい》や神経根《しんけいこん》の圧迫症状が出てきます。**脊髄の圧迫による運動障害、排尿障害などがあれば手術を考えますが、痛みやしびれだけなら、保存療法（↓第3章）で症状をコントロールしながら、ようすをみていきます。**骨化が起こる範囲や進行のスピードは人によって違います。脊髄の圧迫が軽ければ手術は急がなくても大丈夫です。よく考えて判断してください。

発症・悪化のきっかけになるケガには、十分な注意が必要です。ちょっとした衝撃でも、急激に症状を悪化させるおそれがあります。頭を後ろに反らせた姿勢は、圧迫を強めるおそれがあるので、極力、さけてください。また、骨化の程度は軽くても、椎間板《ついかんばん》ヘルニアや、脊椎骨《せきついこつ》の変形などが合併すると、症状が悪化しがちです。

脊髄障害が現れている場合には、健康保険の自己負担分について公費の補助が受けられることもあります。お住まいの自治体の保健所に問い合わせてみてください。

後縦靭帯骨化症への対応

骨化を止める治療法はまだありません。症状の現れ方で対応を考えます。

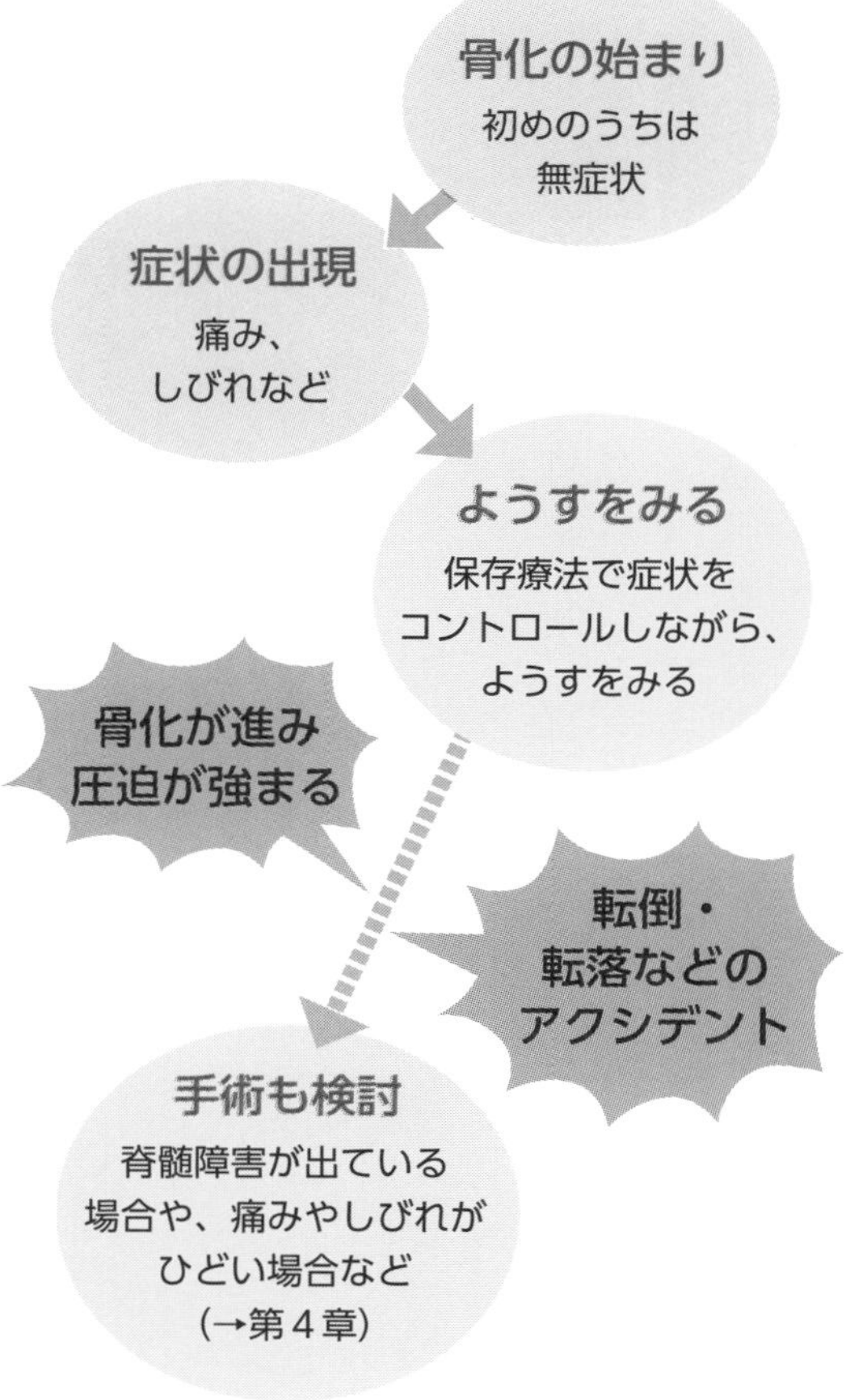

骨化の始まり
初めのうちは無症状
症状の出現
痛み、しびれなど
ようすをみる
保存療法で症状をコントロールしながら、ようすをみる
骨化が進み圧迫が強まる
転倒・転落などのアクシデント
手術も検討
脊髄障害が出ている場合や、痛みやしびれがひどい場合など
(→第４章)

Q26

五十肩は病気ですか？どうすれば治りますか？

肩関節のまわりの組織に炎症が起こり、強い痛みが起こる肩関節周囲炎《かたかんせつしゅういえん》は40～50代の人にしばしばみられる病気で、俗に「五十肩（四十肩）」と呼ばれます。**40歳を過ぎた人で、肩の痛みのために動かせる範囲が狭くなってきたという症状が現れたら、肩関節周囲炎の疑いがあります。**

肩関節周囲炎は、加齢による筋肉の衰えが大きく影響しています。肩の使いすぎや筋力の低下は、肩関節のまわりの組織に負担をかけてしまいます。組織間の摩擦が大きくなり、滑らかな動きをもたらす滑液包《かつえきほう》や、関節を包む膜である関節包、筋肉と骨をつなぐ腱がまとまった腱板《けんばん》などに炎症が起き、痛みが生じているのが肩関節周囲炎の状態です。

関節のまわりに起きた炎症が神経を刺激すると激痛が現れますが、炎症が治まれば痛みは軽くなります。そのまま放っておくと癒着《ゆちゃく》が生じ、肩の動きが悪くなって動かせる範囲が狭まってしまうため、**痛みが治まったらできるだけ肩を動かす**ことを心がけます。ただし、強い肩の痛みがあるときは炎症を抑えるのが第一です。あせって無理に動かすと、癒着しかけた組織がはがれて炎症と痛みがぶり返してしまいます。**肩関節周囲炎による運動障害なら、数ヵ月から1～2年ほどで元どおりになります。**

中年期に起こりやすい症状

肩関節周囲炎、いわゆる五十肩では、次のような症状が現れます。

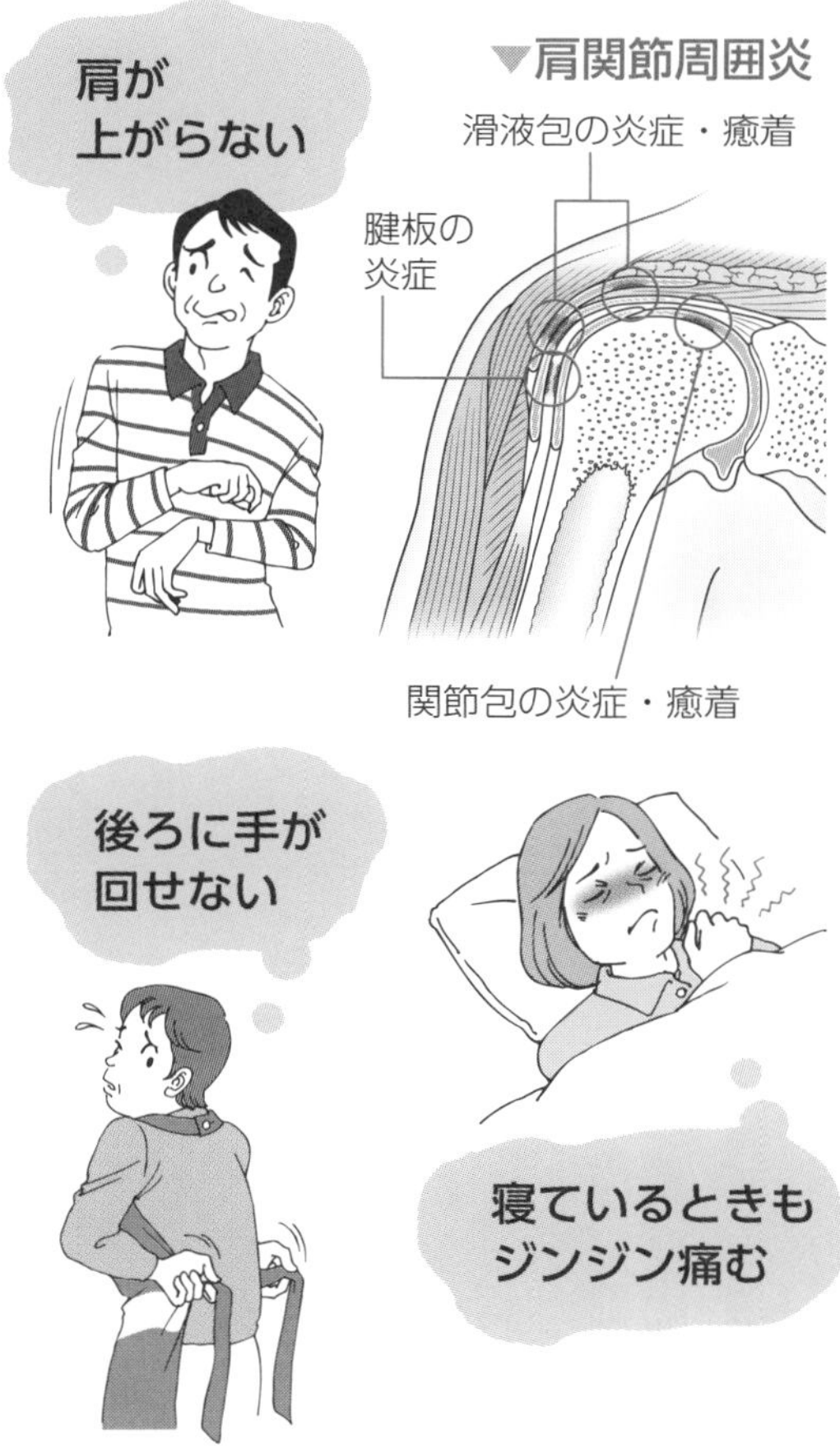
肩が上がらない
▼肩関節周囲炎
滑液包の炎症・癒着
腱板の炎症
関節包の炎症・癒着
後ろに手が回せない
寝ているときもジンジン痛む

五十肩への対応

痛みが治まったら、運動で動きの回復をはかります。

発症

激痛が起こり、肩が動かせなくなる

安静・保存療法

痛みが強い時期は、なるべく肩を動かさないようにする。消炎鎮痛薬の内服や湿布薬のほか、ステロイド薬と局所麻酔薬の注射などをおこなうことも

運動療法

痛みが治まったら、肩の体操を開始

動きの悪いほうの手を壁につけて立ち、指先をはわせるようにゆっくり上のほうに挙げていく

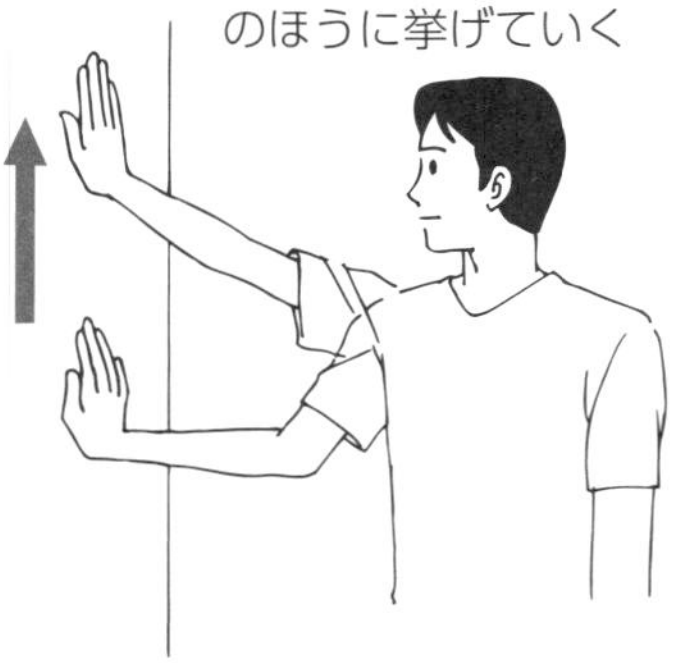

動きの悪いほうの手でダンベルなどを持ち、反対側の手を台などに置いて体を支えながら、ダンベルを回転させるように動かす

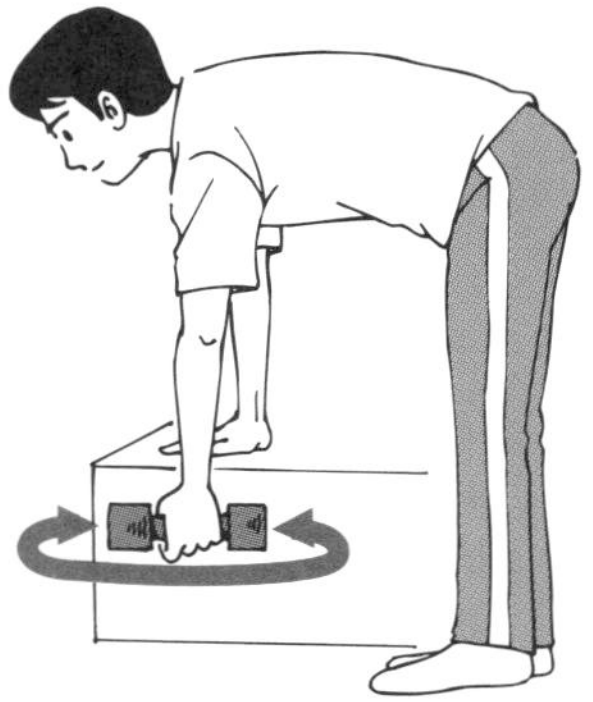

Q27 本当に五十肩でしょうか？

中年期に激しい肩の痛みが生じる病気は、なんでも「五十肩」と思われがちですが、まったく違う原因であることもあります。**似た症状を示す別の病気ではないか、確認が必要です。**

間違えられやすい病気のひとつに、**肩腱板断裂**《かたけんばんだんれつ》があります。文字どおり肩腱板が裂けてしまうもので、ケガなど、はっきりした原因がなくても起こります。肩腱板内にリン酸カルシウム結晶が沈着して塊をつくる**石灰沈着性腱板炎**《せっかいちんちゃくせいけんばんえん》**（石灰性腱炎）**という病気もあります。

いずれも、安静と薬物療法、運動療法でよくなることが多いのですが、強い痛みがとれず、肩も動かせない状態が続くようなら、手術を考えます。

また、**第5頸神経の頸椎症性神経根障害**《けいついしょうせいしんけいこんしょうがい》で腕を挙げにくくなり、肩も痛くなると、肩関節周囲炎《かたかんせつしゅういえん》と間違われることがあります。

Q28 胸郭出口症候群とは、どんな病気ですか？

頸髄《けいずい》から伸びる末梢神経《まっしょうしんけい》は、斜角筋《しゃかくきん》の間や、鎖《さ》骨《こつ》と肋骨《ろっこつ》の間を通って、腕のほうに向かいます。斜角筋や鎖骨、肋骨の間のスペースを胸郭出口《きょうかくでぐち》といいます。この**胸郭出口を通る神経や血管が、鎖骨や筋肉によって圧迫されたり、引っ張られたりすることによって、腕のしびれや痛みなどが現れる状態を胸郭出口症候群と呼びます。**比較的若い年代で症状が現れます。

胸郭出口の広さ・狭さは、ある程度、体型によって決まります。**なで肩の人は鎖骨が下がりぎみなので、圧迫症状が出やすい傾向**があります。

▼胸郭出口のようす

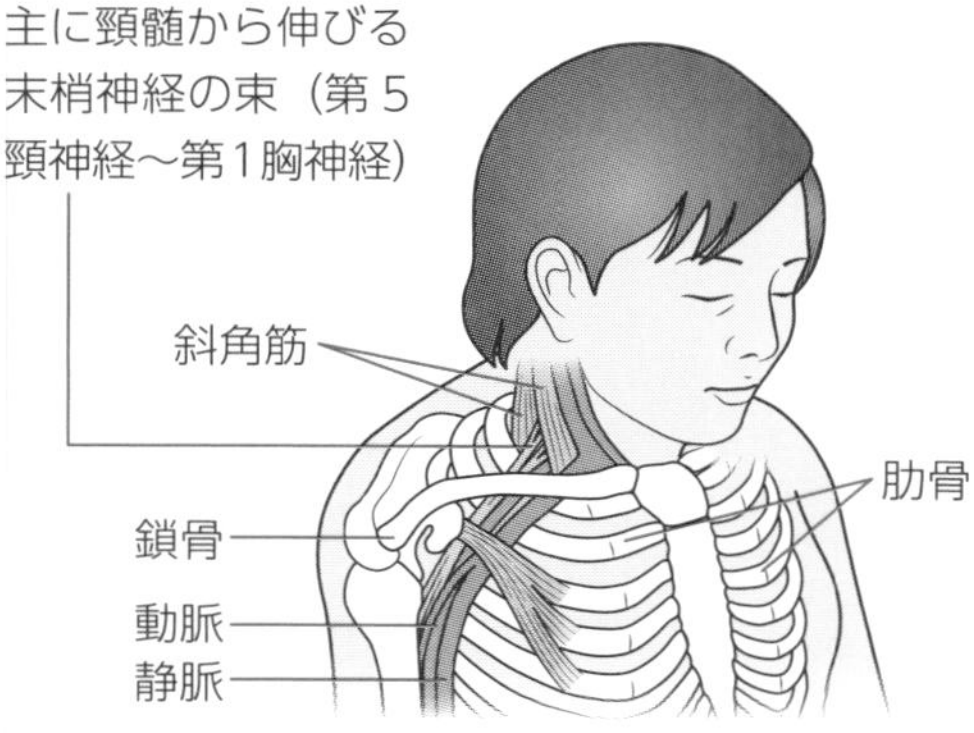
主に頸髄から伸びる
末梢神経の束（第5
頸神経～第1胸神経）
斜角筋
肋骨
鎖骨
動脈
静脈

胸郭出口での圧迫が疑われる症状

筋肉や鎖骨、肋骨の隙間で神経や血管が圧迫され、しびれを起こすことがあります。「肩こり」ととらえる人もいます。

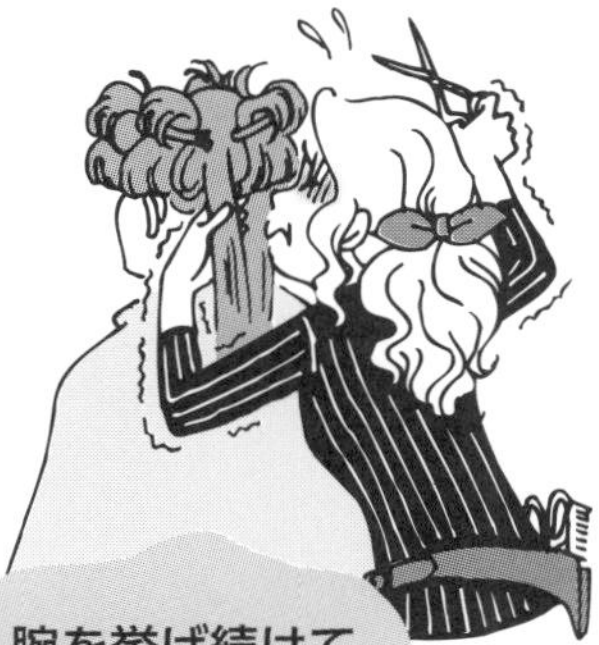

腕を挙げ続けているとしびれるように痛む

首や肩の痛みを伴うことが多い

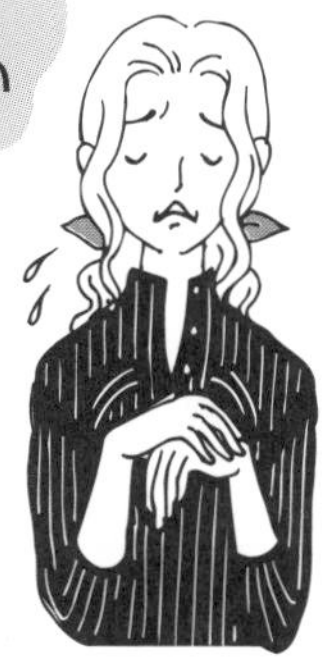

指先がしびれてうまく動かせない

とくに小指側。冷えが強いことも

▼ルース・テスト

肘《ひじ》を曲げて腕を挙げた状態で、手のひらを握ったり、開いたりする

▼

痛みやしびれのために3分以上続けられなければ、胸郭出口での圧迫が疑われる

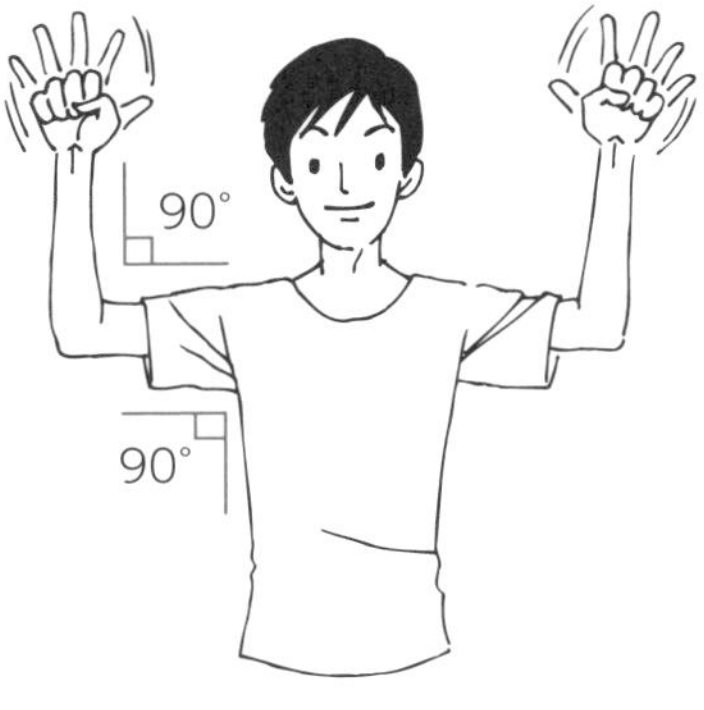

鍛え上げた筋肉が圧迫をまねく原因になっていたり、まれですが、肋骨の先天的な変形があるために、胸郭出口が狭くなっていたりする場合もあります。

腕を挙げた姿勢や、重い荷物を持つなどして腕が下のほうに引っ張られ、肩甲骨《けんこうこつ》の位置が下がった状態が続くと、症状が出やすくなります。腕全体がしびれるように痛み、重くてだるい感じが出てきます。首や肩の痛みを伴うことも多くあります。また、指先、とくに小指側がしびれてうまく動かせなくなることもあります。血管が圧迫されている場合は、指先の冷えも強まります。

胸郭出口症候群の症状は、頸椎症《けいついしょう》や頸椎椎間板《ついかんばん》ヘルニアなど、頸椎の病気の症状と似ていますし、胸郭出口より先の末梢神経が圧迫されている場合にも、同じような症状が起きてきます。どこで神経が圧迫されているのか、確かめておきましょう。

もともと胸郭出口が狭い人は、仕事などで腕を挙げた姿勢をとる時間が長かったり、重い荷物をかかえたりする機会が多かったりすると、圧迫症状が現れやすくなります。症状を悪化させる姿勢や動作は、できるだけさけるようにします。

腕立て伏せなどの体操をおこない、腕を支える肩や背中、上腕の筋力をアップさせるのもよいでしょう。胸の筋肉などを鍛えすぎると、逆に胸郭出口のスペースを狭める要因になりますが、大半の患者さんは「鍛えすぎ」になる心配はありません。

痛みがひどければ、薬物療法を検討します。

原因と症状の程度によっては、手術で筋肉と骨を結ぶ腱の一部を切り離したり、肋骨の変形部分を切除したりすることで、症状をやわらげることも可能です。

胸郭出口症候群への対応

手術をしないかぎり、胸郭出口のスペースは広げられません。症状が出にくい過ごし方を工夫していくことが対応の基本になります。

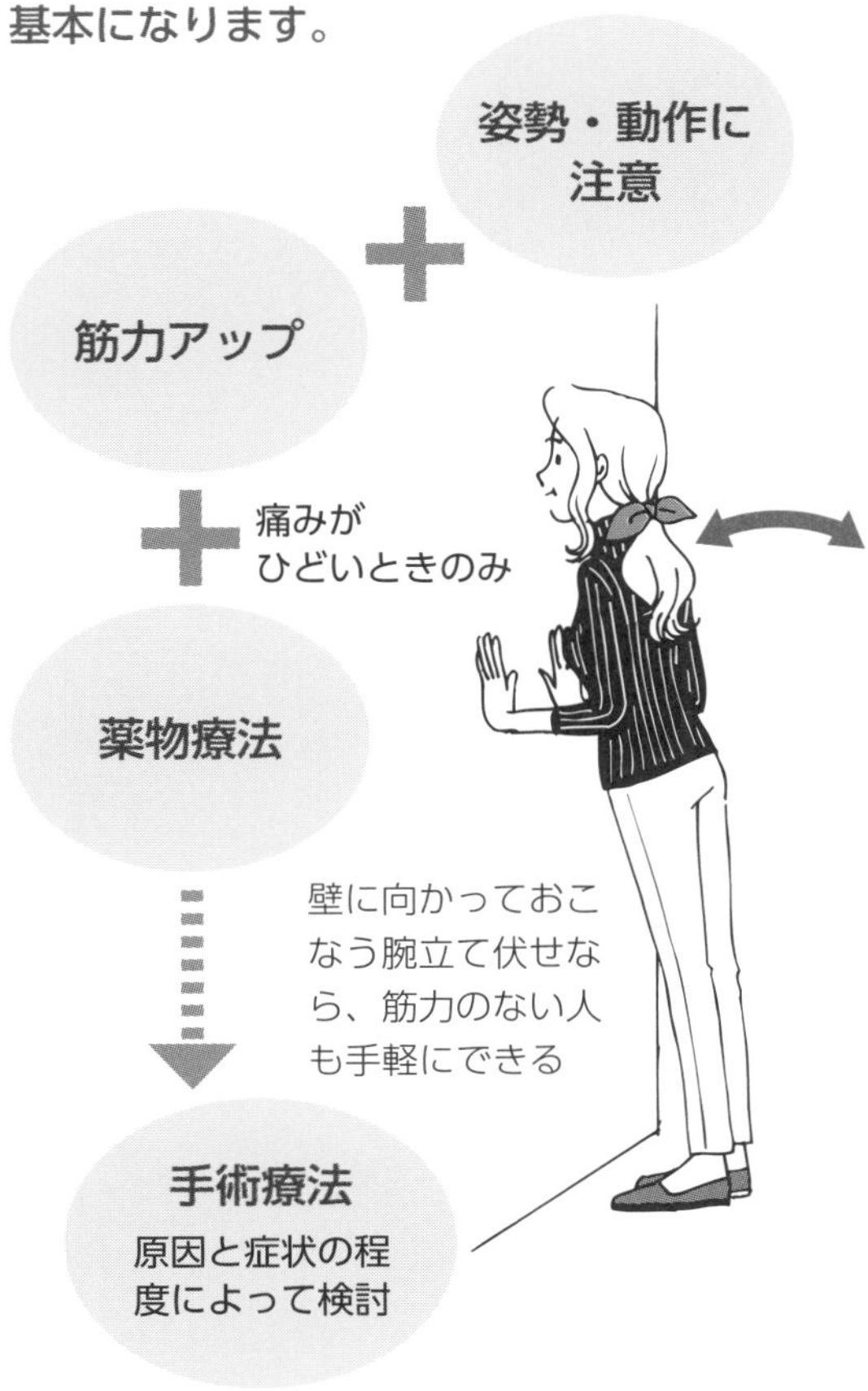
姿勢・動作に注意
筋力アップ
痛みが
ひどいときのみ
薬物療法
手術療法
原因と症状の程度によって検討
壁に向かっておこなう腕立て伏せなら、筋力のない人も手軽にできる

Q29 手根管症候群とは、どんな病気ですか？

腕や手先のしびれは、末梢神経《まっしょうしんけい》が圧迫されているときにも起こります。指先まで伸びる末梢神経の通り道には、しめつけが起こりやすい難所があり、**肘《ひじ》の曲げ伸ばしや手首を動かす動作などが、末梢神経の圧迫・しめつけを強めてしまうことがある**のです。

手先の痛みやしびれを起こす末梢神経の障害のうち、もっとも多いのが手根管症候《しゅこんかんしょうこう》群《ぐん》です。

● **手根管症候群**　手根骨を結ぶ横手根靭《おうしゅこんじん》

▼腕の末梢神経

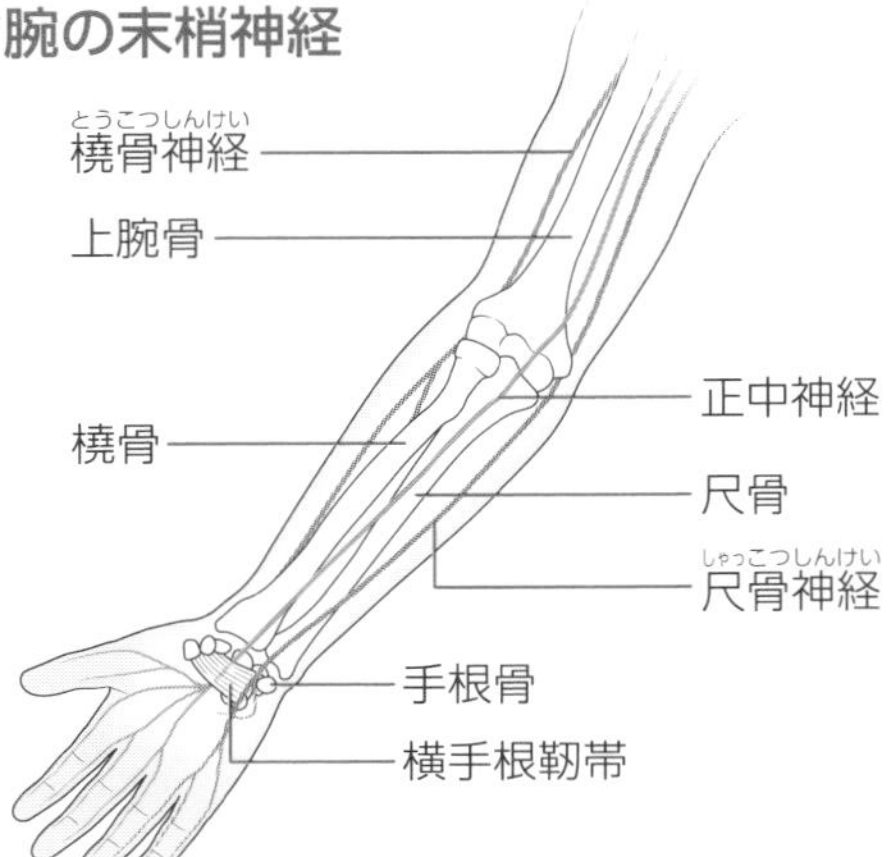

橈骨神経《とうこつしんけい》
上腕骨
正中神経
橈骨
尺骨
尺骨神経《しゃっこつしんけい》
手根骨
横手根靭帯

帯《たい》のつくるトンネルを手根管といいます。この中を正中神経《せいちゅうしんけい》と、指を動かす腱が通っています。腱を包む腱鞘《けんしょう》に炎症が起きたり、ホルモンバランスの乱れなどによってむくみが生じたりすると、正中神経が圧迫されやすくなり、指先の痛みやしびれが現れ

手根管症候群の症状

正中神経が圧迫されると、手先、指先の痛みやしびれが現れます。

▼特徴

- 中高年の女性に多い
- 明け方に手先の痛み、しびれがある
- 手をふると症状がやわらぐ

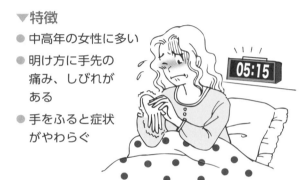

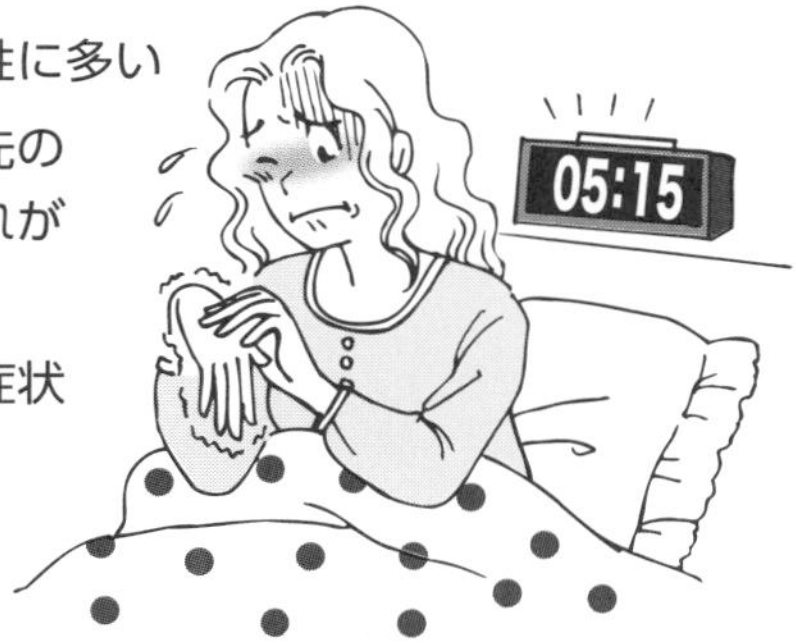

▼症状が出やすいところ

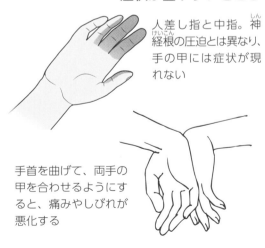

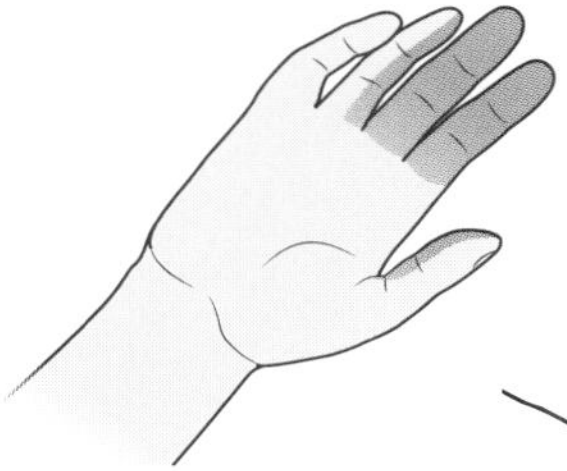

人差し指と中指。神《しん》経根《けいこん》の圧迫とは異なり、手の甲には症状が現れない

手首を曲げて、両手の甲を合わせるようにすると、痛みやしびれが悪化する

ることがあります。中高年の女性に多く、明け方に手先の痛み、しびれを感じ、手をふると症状がやわらぐという場合は、手根管症候群が疑われます。

人差し指と中指に症状が出やすく、ひどくなると親指や薬指の中指側にもしびれや痛みが現れます。神経根の圧迫とは異なり、手の甲にはしびれや感覚異常は起こりません。また、手根管症候群の場合、手首を曲げて、両手の甲を合わせるようにすると、痛みやしびれが悪化します。

手先の症状を起こす末梢神経の障害は、どの神経が、どこでしめつけられているかによって病名は異なり、痛みやしびれの出方も違います。手根管症候群以外にも、次のようなものがあります。

●橈骨神経《とうこつしんけい》麻痺

橈骨神経は、上腕骨の外側を通り、手の甲の皮膚感覚を伝える神経です。腕を体の下にして眠ってしまったあとなどに、手の甲がしびれ、手首を反らせたり手指の付け根の関節を伸ばしたりできなくなるなどといった症状をもたらしますが、ほとんどが一時的なもので、自然に治ります。

●肘《ちゅう》部《ぶ》管症候群《かんしょうこうぐん》

尺骨神経《しゃっこつしんけい》は、肘の骨の溝や靭帯に囲まれた肘部管というトンネルを通り、小指と薬指の小指側に伸びる神経です。肘を曲げると神経が骨の溝にこすりつけられ、傷ついてしまうことがあります。過去の骨折などで、骨に変形があると神経を傷めやすくなります。

尺骨神経がしめつけられると、小指と薬指の小指側がしびれます。進行すると感覚が鈍くなり、指先をうまく合わせられなくなるなど、運動機能が低下することもあります。

●ギオン管症候群　手首には小さな8つの骨があります。ギオン管は、小指側にある小さな骨と骨を結ぶ靭帯がつくるトンネルです。ここを通る尺骨神経が圧迫された場合も、しびれや運動麻痺が生じますが、手の背側にはしびれはみられません。

末梢神経の障害による痛み・しびれをやわらげるには、なるべく手を使わないのがよいので

▼尺骨神経の障害による症状が現れる部位

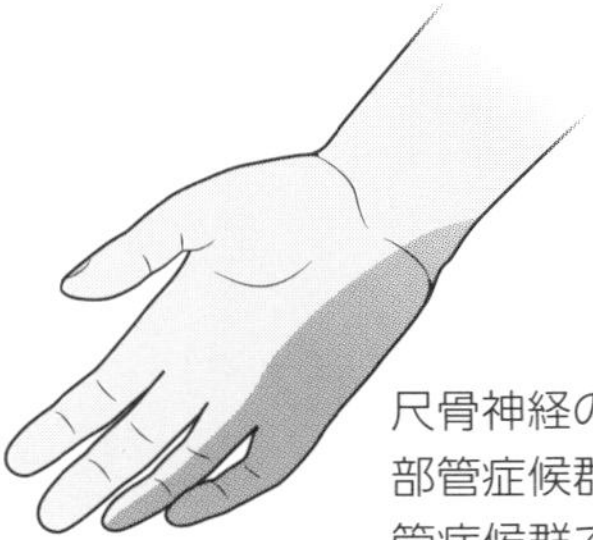

尺骨神経の障害は肘部管症候群、ギオン管症候群でみられる

▼橈骨神経麻痺の症状が現れる部位

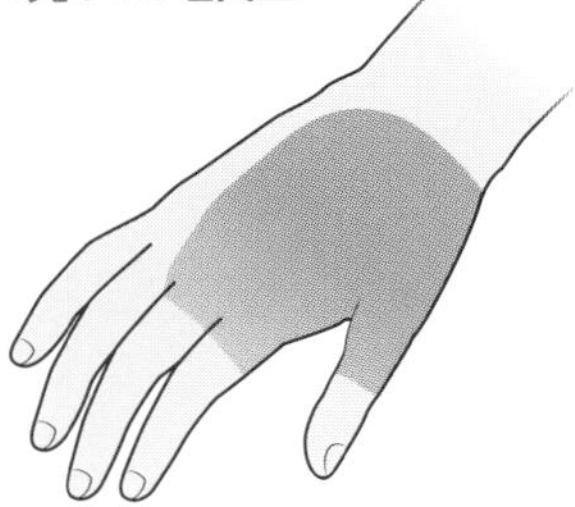

すが、なかなかそうもいきません。症状が強く、日常生活の不便も大きいようなら手術を考えます。局所麻酔で、短時間のうちに終わる手術がほとんどです。

中高年の患者さんで手にしびれがある場合、首の骨の変形がみられると、すぐに「頸椎症《けいついしょう》」と診断されがちですが、本当は末梢神経の圧迫が原因ということもあります。無駄な治療をさけるためにも、真の原因をきちんと見分けることが必要です。

末梢神経の障害への対応

まずは、どこに問題が生じているのかを確認してから、対応を考えます。

原因の確定

神経根の障害との区別が必要

↓

保存療法

局所の安静・固定をはかる。痛みが強い場合は、薬物療法をおこなうことも

↓

手術療法

神経の圧迫が強い場合には、靭帯や筋膜の一部を切開するなど、圧迫をゆるめるための手術を検討する

Q30 よく寝違えるのですが、大丈夫でしょうか？

昨日までなんともなかったのに、朝、起きてみたら首が痛くて動かせない――このような状態は、一般に「寝違え」といわれます。寝ている間の無理な姿勢や首の動きによって、関節や周囲の筋肉に負担がかかったり、神経が一時的に圧迫されたりするために起こると考えられています。

頸椎捻挫《けいついねんざ》の一種で、長くても数日間で治りますが、頻繁に起こる場合には、一度、受診しておいたほうがよいでしょう。**頸椎症など、もともと神経を圧迫しやすい状態である可能性もあります。**

寝違えは、子どもにもみられる症状。普通は一両日中に自然に治る

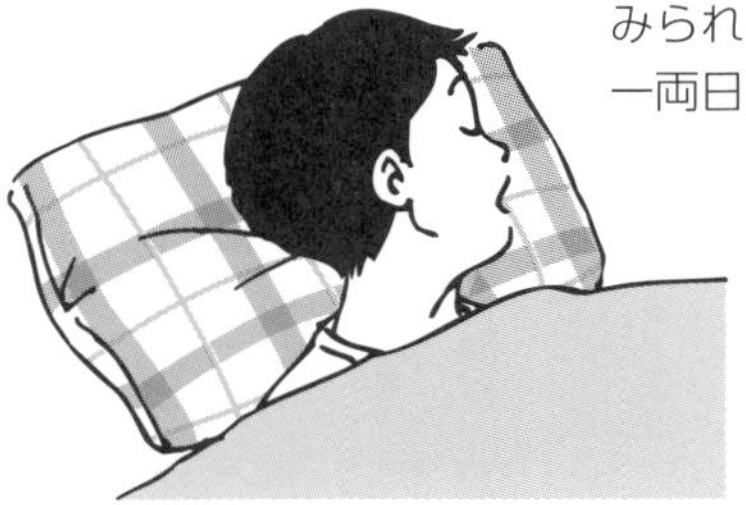

Q31 感染性の脊椎炎とは、どんな病気ですか?

背骨(脊椎)に炎症が生じ、不快な症状をもたらすこともあります。たとえば、**細菌の感染によって起こる感染性の脊椎炎《せきついえん》は、発熱を伴う痛みを引き起こします。高齢者や、糖尿病などの持病がある人など、免疫力が落ちている人にみられることがあります。**

一刻も早く治療を開始したほうがよいので、熱を伴う場合や、もともと持病がある人は、痛みの原因を慎重に突き止めてもらうことが必要です。感染性の脊椎炎が疑われるときには、血液検査などもおこなう必要があります(→P44)。原因となる細菌の種類はいろいろですが、早い段階で原因がわかれば、薬物療法を中心にした保存療法で対応できます。

● **化膿性脊椎炎《かのうせいせきついえん》** 高熱を伴う首や背中、腰の痛みが生じます。体の中に潜んでいる細菌が背骨に感染して発症します。脊椎骨や椎間板《ついかんばん》に炎症が生じ、膿《うみ》がたまって激痛と発熱を引き起こします。

重症化すると、脊髄《せきずい》にも影響して麻痺が生じたり、脊椎骨や椎間板が破壊されたりすることもあります。

● 結核性脊椎炎 鈍い痛みと微熱が続きます。かつて感染し、背骨の中に潜んでいた結核菌が、体の抵抗力が落ちたときに再び活動しはじめ、脊椎の炎症を引き起こす病気です。進行すると骨の変形を引き起こします。

脊椎カリエスとも呼ばれ、以前は治療の難しい病気でしたが、現在は治療可能です。ただし、ゆるやかに進行するため、発見が遅れてしまうこともあります。

感染性の脊椎炎への対応

早期にみつかるかどうかで、対応の方針は変わります。

早期にみつかった場合

薬物療法
抗生物質や抗結核薬を服用して、原因となっている細菌の増殖を抑える

＋

装具療法
首が痛む場合は頸椎カラーを装着して安静をはかる

膿が多量にたまり、脊椎の破壊が進んでいる場合

手術療法
手術でたまった膿と病巣部を取り除く

Q32 関節リウマチがあります。首の骨の関節にも影響しますか？

「関節リウマチ」は関節の障害を引き起こす病気で、免疫機能の異常によって生じます。関節を包む膜（滑膜《かつまく》）に慢性的な炎症が起こり、膜が増殖して軟骨や骨が破壊されていきます。進行すると関節の変形・脱臼《だっきゅう》が生じ、骨と骨がくっついて動かなくなっていくおそれがあります。

関節リウマチによる炎症が脊椎《せきつい》に生じたものを「リウマチ性脊椎炎」といい、とくに頸椎《けいつい》の最上部にある環軸関節《かんじくかんせつ》に生じやすいとされます。第1頸椎（環椎《かんつい》）と第2頸椎（軸椎《じくつい》）は、他の脊椎骨とつながり方が異なり、環椎に軸椎の突起（軸椎歯突起《じくついしとっき》）が組み合わさる形で連結しています。滑膜が増殖し、脊髄《せきずい》など、周囲の組織を圧迫したり、骨の破壊が進むと歯突起が細くなったり、

環軸関節のようす▶

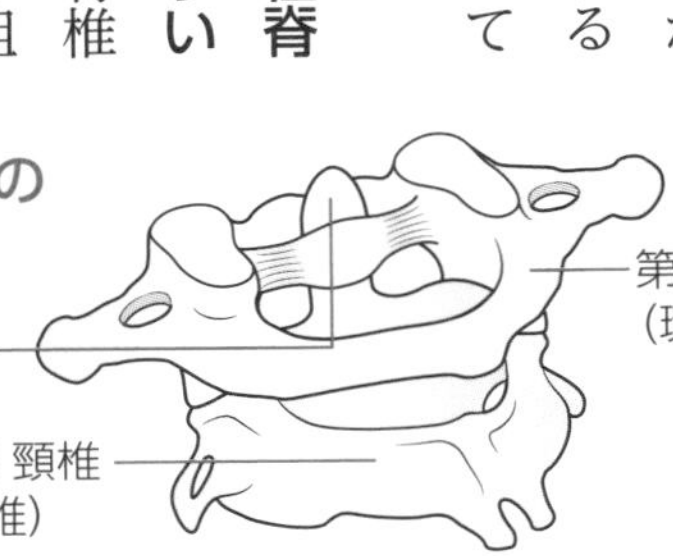

折れたりして、環椎の位置がずれてしまうこともあります。環軸関節は脳神経や脳に血液を送る血管、生命維持にかかわる延髄にも近い重要な位置にあります。関節リウマチがある人に次のような症状が現れたら、早めに主治医に相談してください。

- **首から後頭部にかけて、鈍い痛みが続く**
- **首を動かすと痛みが生じ、しだいに動かしにくくなる**
- **手足のしびれ、脱力（脊髄の圧迫症状）**
- **めまい、顔面のしびれ（血管や脳神経の圧迫による症状）**
- **息苦しさ（延髄の圧迫による症状）**

リウマチ性脊椎炎への対応

適切な薬物療法を受け、関節リウマチ自体の進行を抑えていくことが肝心です。

リウマチのコントロール
抗リウマチ薬などを使用し、関節リウマチ自体の進行を抑える

＋

保存療法
痛みや腫れ、炎症を抑えるための薬物療法が中心。頸椎カラーの装着などもおこなう

↓

手術療法
脊髄や延髄の圧迫症状がみられる場合には、手術で圧迫の原因になっている骨の位置を正し、固定する

Q33 脊髄損傷が起こるとどうなるのですか？

首の骨（頸椎《けいつい》）を傷め、深刻な症状を引き起こす原因として見逃せないのが、外傷です。重い頭を支えている頸椎は、事故やケガ、転倒など、急に加わる強い力にはもろいもの。交通事故のほか、高い所からの転落、転倒、スポーツなどで人やものに激突したときなどにも首を傷めやすくなります。

衝撃で頸椎が折れたり（骨折）、関節のかみ合わせがずれたり（脱臼《だっきゅう》）すると、脊柱《せきちゅう》管《かん》を通る脊髄《せきずい》を圧迫し、脊髄損傷を起こす原因になります。頸椎症や後縦靭帯骨化症《こうじゅうじんたいこっかしょう》などがあり、脊柱管が狭まっている人は、わずかなずれでも深刻な損傷を引き起こすおそれがあります。軽いケガと思っていても、症状を悪化させる大きな要因になることがあります。体を打ちつけたあとなどに手足の麻痺が現れたらすぐに救急車を呼んで病院へ運びましょう。**頸椎部分の脊髄が損傷すると、麻痺は全身に及ぶ場合があります。損傷が激しければ、命にかかわることもあります。**

脊髄損傷への対応

交通事故や転倒などのあと、手足が動かないようすがみられたら、一刻も早く病院に運びます。

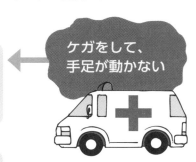

搬送

頭と首を安定させて動かないようにして病院へ

↓

治療

頸椎カラーなどの装具を使用して安静・固定をはかったり、手術をおこなったりする。手術では、脊髄の圧迫を取り除いたうえで骨を固定したりする

↓

リハビリ

運動機能を回復する訓練をおこなう。損傷が激しく、機能回復が難しい場合でも、残っている機能を用いて生活できるようにしていく

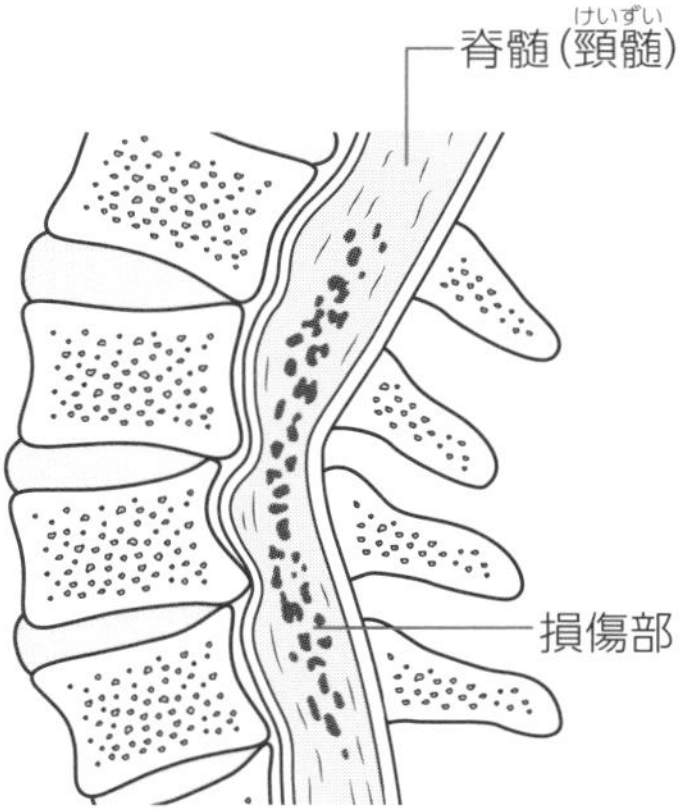

ずれた骨などによって脊髄が圧迫されると、手足の麻痺、排尿障害などが生じる

Q34 なぜ「むち打ち症」になるのですか？どのように対応すればよいですか？

交通事故や転倒などは、骨折や脱臼《だっきゅう》にまで至らなくても、不調をまねく原因になることがあります。

外傷性頸部症候群、いわゆる「むち打ち症」は、車の追突事故のように、突然、頭が大きく前後に揺さぶられたことで発症します。首や肩の痛みが続くほか、手のしびれや、めまい、頭痛などを訴える人もいます。首の骨（頸椎《けいつい》）の関節や靭帯《じんたい》、周囲の筋肉などに、画像ではわからない程度の小さな損傷が生じていると考えられます。

なんらかの原因で脳や脊髄《せきずい》を包む硬膜の一部が損傷し、脳や脊髄と硬膜の間を満たす脳脊髄液が漏れ出す脳脊髄液漏出症《のうせきずいえきろうしゅつしょう》（低髄液圧症）は、むち打ち症とは別の病態です。

長引くむち打ち症は、事故にあったときの強い恐怖感など心理的な要因や、過度の安静による筋力の低下も影響していると考えられます。**骨にも神経にも異常がないこ**

とが明らかなら、安静より、むしろ積極的に首や体を動かすことが改善につながります。

むち打ち症への対応

車の追突事故のあとなどに不調が続くむち打ち症は、医学的には外傷性頸部症候群といわれます。検査で明らかな異常がなければ、過度の安静はさけるようにします。

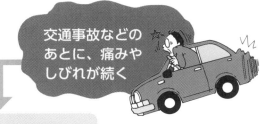

交通事故などのあとに、痛みやしびれが続く

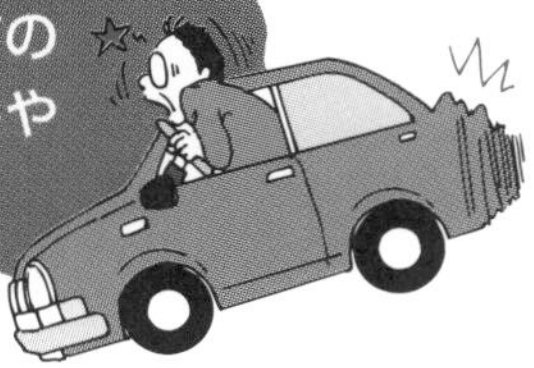

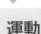

検査

骨折や脱臼がないことを確認

安静

痛みが強い時期（数日～1週間程度）は安静をはかり、鎮痛薬などを使いながら痛みをとる

運動

痛みが軽くなり、麻痺もなければ、首の筋肉を鍛える体操（→ P171）などをおこない、体を動かす。過度の安静は、不快症状が続くもとになる

Q35 背骨にできた腫瘍は、どのように治療するのでしょうか？

脊髄《せきずい》や脊椎骨《せきついこつ》にできた腫瘍が、不快な症状の原因になる例もあります。腫瘍が引き起こす痛みやしびれなどの症状は、通常の対応法ではなかなかやわらぎません。脊髄や脊椎に発生する原発性の腫瘍は、種類が非常に多く、良性のものもあれば悪性のものもありますが、たとえ良性のものでも大きくなると脊髄を圧迫する原因になるので、手術で腫瘍を摘出するのが原則です。

悪性のものは、ほかの臓器にできた悪性腫瘍（がん）の細胞が、血液に乗って脊椎や脊髄に運ばれ、そこで増殖を始めた転移性の腫瘍であることがほとんどです。

● **脊髄腫瘍**　脊髄や、脊髄を保護する膜にできる腫瘍。腫瘍のタイプはいろいろですが、いずれも大きくなると脊髄を圧迫し、手足の麻痺や感覚障害、排尿障害などの脊髄症状を引き起こすおそれがあります。

● **脊椎腫瘍**　脊椎にできる腫瘍は、転移性のものが大半を占めています。椎体《ついたい》にがんが転移すると、骨に小さな孔《あな》があいてつぶれやすくなったり、がんが増殖して神経を圧迫し、痛みやしびれ、麻痺を生じさせたりするおそれがあります。肺がん、乳がん、前立腺がん、甲状腺がん、腎細胞がんなどは、脊椎に転移しやすいがんです。

脊髄・脊椎腫瘍への対応

治療のしかたは、転移性腫瘍か原発性腫瘍か、良性か悪性かで変わります。

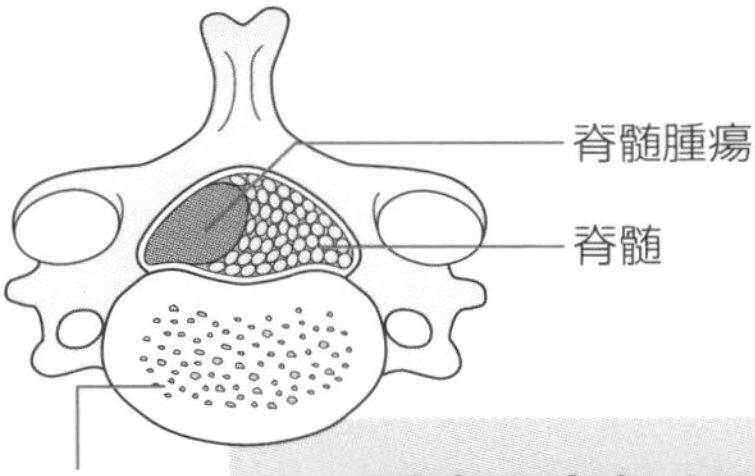

腫瘍の有無を確認

MRI 検査などを受け、腫瘍の有無を確認。腫瘍のタイプは、摘出した組織を調べないと確実なことはいえない場合もある

↓

転移性の腫瘍

全身の状態を調べたうえで治療方針を立てる

原発性の腫瘍

手術で腫瘍を摘出するのが原則

↓

痛みのコントロール

手術が難しい状態なら、痛みの緩和を目的に薬物療法をおこなう

脊髄や脊椎骨の腫瘍は、年齢とともに増加する傾向があります。年齢が上がるにつれて首の骨（頸椎《けいつい》）の変形も起こりやすいため、小さな腫瘍に気づかないまま「頸椎症」と診断されてしまうおそれもあります。痛みがだんだん強くなり、じっとしていても痛む、手足の動きが悪くなってきたなど、気になる症状があるときは、必ず詳しい検査をしてもらいましょう。とくに、以前、がんを患ったことがある人は、転移はないか、確かめておくことが重要です。

脊椎や脊髄の腫瘍をみつけるには、エックス線検査だけでなく、詳しい検査も必要です。腫瘍のタイプやできる部位は異なっても、早期に発見できれば治療の幅が広がるという点は同じです。

●**転移性腫瘍**　どこから転移したか、ほかにも転移が生じているかなど、全身を詳しく調べたうえで治療方針を立てます。**放射線療法、化学療法、ホルモン療法など**をおこなうことが多いのですが、**転移した箇所が限られている場合には、全身の状態を考慮したうえ、手術で病巣を取り除く**こともあります。

●**原発性腫瘍**　**手術で腫瘍を摘出するのが原則**です。悪性の場合は放射線療法や化学療法を併用することもあります。

Q36 血腫ができている場合、治療は必要ですか？

細胞が増殖した腫瘍ではなく、血の塊である血腫が症状をもたらすこともあります。脊髄《せきずい》を包む膜（硬膜）と骨の間にできた血の塊を**頸椎硬膜外血腫《けいついこうまくがいけっしゅ》**といいます。小さな血腫ができる原因ははっきりしないことが多いのですが、小さなものでも、それが脊髄を圧迫しはじめると、急に手足の力が抜け、麻痺した状態になることがあります。首に強い痛みが生じることもあります。

頸椎硬膜外血腫では、体の片側に症状が出ることもあり、半身に症状が出やすい脳梗塞など、脳血管の異常による麻痺症状と間違われることがあります。

血腫によって麻痺の症状が現れている場合、すぐに手術をして血腫を取り除かなければ、麻痺が残ってしまうおそれがあります。異変を感じたら、すぐに病院に行き、必要な検査・治療を受けることが大切です。

Q37 脳や脊髄の病気が原因のこともありますか？

首・肩・腕の痛みやしびれは、脳や脊髄《せきずい》そのものに異常が生じたときにも起こる症状です。症状の原因が首の骨（頸椎《けいつい》）のトラブルによるものなのか、それとも別に要因があるのかによって、対応方法は変わってきます。

頸椎の変形がみられても、それは現在の症状とは関係がないこともあります。今ある症状がなぜ起きているのか、本当の原因を見逃さないようにしなければなりません。年齢が高くなるほど、頸椎の形態的な変化だけでなく、脳の病変などが起こる危険性も高まります。気になる症状があるときは、きちんとチェックしてもらうようにしましょう。

痛みやしびれの背後にあるかもしれない脳や脊髄の異常には、次のようなものがあります。重大な脳や脊髄の異常は、ＭＲＩ検査などの画像検査を受ければ、発見可能です。

●脳梗塞（脳の病気） 脳血管の一部が詰まってしまう脳梗塞が生じたときも、梗塞が起きた部位によっては、手足の運動麻痺や排尿障害が目立つ場合があります。

顔面に麻痺が起きたり、飲み下しが悪くなったり、言葉がうまく出てこなかったりする症状があれば、脊髄より上の脳に異変が生じている可能性が高いといえます。

●脊髄動静脈奇形 動脈と静脈の間には、通常、毛細血管がありますが、脊髄の血管の一部に毛細血管がなく、動脈と静脈の血管が直接つながっていることがあります。これを脊髄動静脈奇形といいます。

脊髄動静脈奇形があると血液の流れが悪化しやすく、うっ血（血液の滞り）が生じて、症状が現れる原因になることがあります。血管壁の薄い静脈に高い圧力の血液が直接流れ込み、静脈の一部が瘤《こぶ》のようにふくらんだ静脈瘤《じょうみゃくりゅう》ができて脊髄を圧迫したり、瘤が破れて出血したりして、症状が現れることもあります。

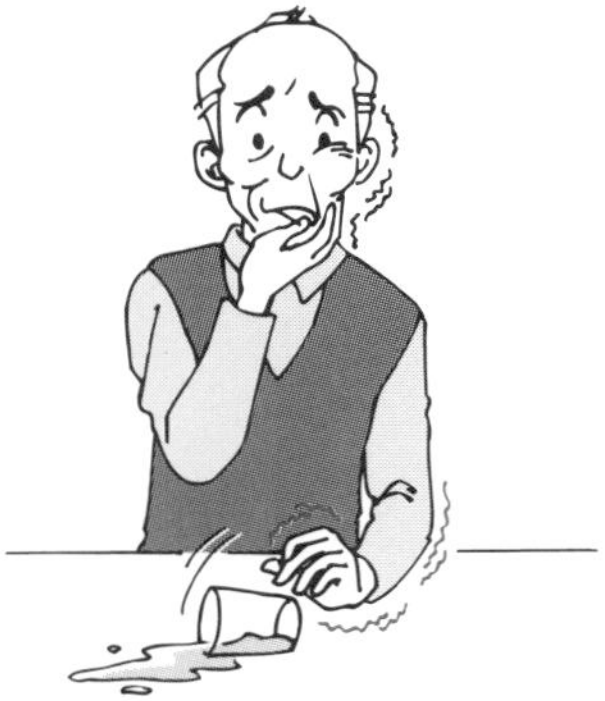

症状の悪化は、もともとあった原因とは別の原因で、生じている可能性もある

●**キアリ奇形**　大脳の下に位置する小脳が、生まれつき脊髄側に落ち込んでいる状態の人は、脳と脊髄の周囲を流れる脳脊髄液の循環が悪くなり、後述する脊髄空洞症を起こしやすくなります。

●**脊髄空洞症**　脳脊髄液の流れが悪くなって内側にたまると、脊髄は真ん中が空洞の「竹輪《ちくわ》」のような状態になります。これが脊髄空洞症で、たまった液体の量が増えると、脊髄の圧迫が強まり、手足のしびれや運動障害、排尿障害などが生じてきます。

脊髄空洞症とわかった場合には、手術で脳脊髄液の流れを改善させたり、たまった液体を取り除いたりすることを検討していきます。

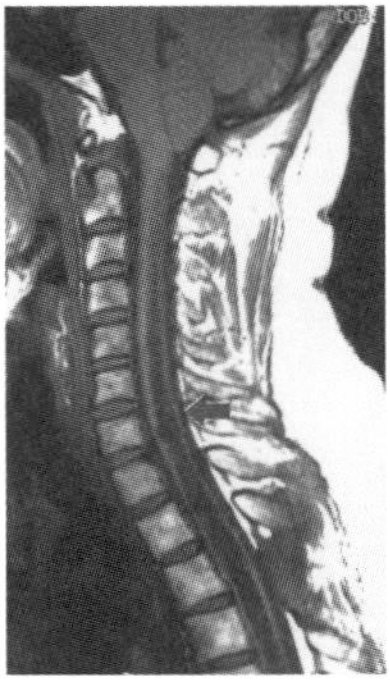

キアリ奇形に合併した
脊髄空洞症（矢印）

Q38 神経系の病気以外にも、症状の原因になる病気はありますか？

もともとは、背骨や脳、脊髄《せきずい》などとは関係のない、別のところに生じた体の不具合が、首や肩、腕の症状を強めてしまうこともあります。

●糖尿病性神経障害　血糖値が高い状態が続くと、末梢神経《まっしょうしんけい》がおかされ、感覚障害が起こりやすくなります。手足の先にしびれを感じるのも、症状のひとつです。食事・運動・薬物療法による血糖コントロールが重要です。

●長期に及ぶ血液透析　糖尿病をはじめとする病気の影響で腎機能が低下し、血液中の老廃物を人工的に取り除く血液透析を長年続けている人は、破壊性脊椎《はかいせいせきつい》症《しょう》が生じる危険性があります。除去しきれなかった異常たんぱくが椎体《ついたい》や椎間板《ついかんばん》に沈着し、骨の破壊を進めてしまうのです。とくに首の骨（頸椎《けいつい》）に起こりやす

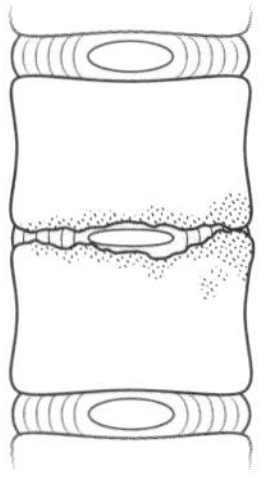

人工透析を長く受けている人は骨の異常に注意

いことが知られています。椎体や椎間板の破壊が進むと、椎間板が狭くなり、神経根《しんけいこん》を刺激したり、圧迫したりしやすくなります。

このほか、意外な要因が、肩を中心にしたこりや痛みを増す原因になっていることがあります。

●**血圧の問題**　高血圧は動脈硬化のリスクを高め、低血圧は血行の悪さにつながります。どちらもスムーズな血液循環を阻害します。

●**耳の病気**　めまいを伴う内耳疾患では、肩こりを併発することがあります。

●**歯のかみ合わせの悪さ**　筋肉に負担がかかりやすくなります。

●**狭心症**　肩や胸の痛みを強く感じることがあります。

●**胆のうの病気**　右肩に痛みが走ることがあります。

症状の悪化を防ぐには、全身の健康管理も大切です。

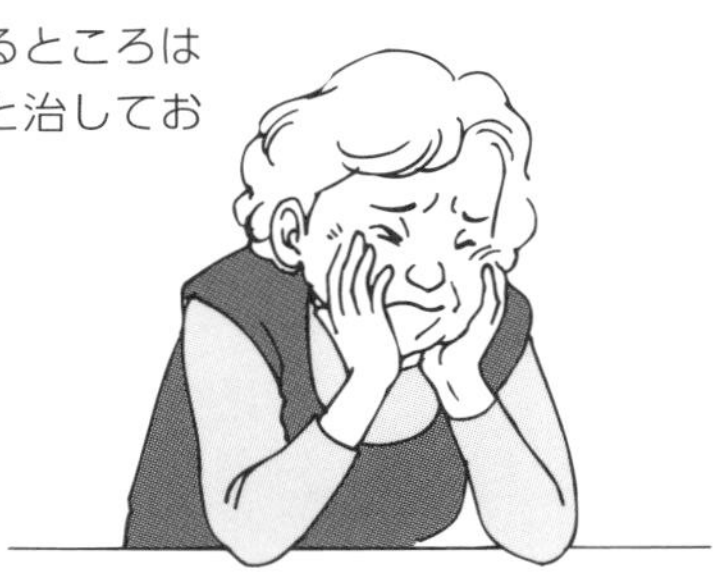
気になるところは
きちんと治してお
こう

Q39 ストレスは痛みやしびれとどう関係しますか？

明らかな病変が見当たらない場合、「それぐらいがまんしたら？（がまんしなければ）」という周囲の視線、自分自身の思いが、ますます不快症状へのこだわりを生んでしまうことがあります。不快感をはかる「ものさし」は人それぞれ。痛みやしびれによる不快感を客観的にはかる方法はありません。「不定愁訴《ふていしゅうそ》」といわれる原因不明の訴えに対しては、西洋医学での対応は限界があります。信頼のおける鍼灸《しんきゅう》院などでの対応も考えてみましょう。

同じ人でも、心の状態で尺度が変わることもあります。痛みやしびれは、最終的には脳が認知する感覚です。強いストレスを感じているときには、不快感も強く感じてしまう傾向がみられます。ストレスが体の緊張感を高め、筋肉のこりを強めてしまう面もあります。**首の骨（頸椎《けいつい》）や神経に大きな問題がないことが明らかなら、積極的に体を動かすことはストレスをやわらげることにもつながります。**

心因性の症状への対応

はっきり「悪いところ」があるわけではないけれど、不快な症状が続くということもあります。症状の緩和に的を絞った治療と、自分なりの工夫で乗り切りましょう。

明らかな病変がないことを確認

頸椎だけでなく、全身をチェックしておく

薬物療法

痛み、しびれの緩和をはかる
(→P110〜118)

鍼灸治療など

原因のはっきりしない痛みやしびれの緩和に有効なことも
(→P126〜128)

体を動かす

ストレスの緩和にもつながる

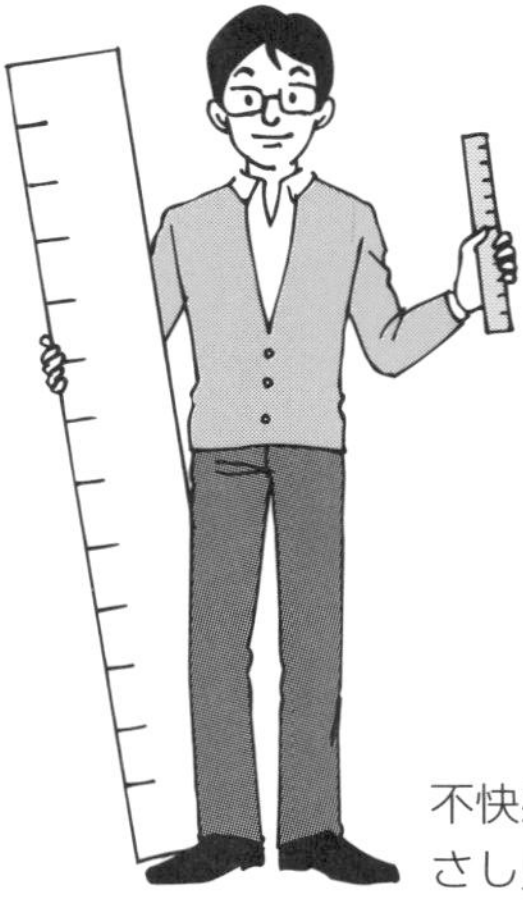

不快感をはかる「ものさし」は人それぞれ

3

手術せずに症状をやわらげる方法

Q40

首の骨に問題があります。手術せずに治せますか？

痛みやしびれへの対応策は、**手術療法**か、それとも手術をしない**保存療法**か、大きく2つに分けられます。

一部の例外を除いては、痛みやしびれが首の骨（頸椎《けいつい》）の問題で生じている場合でも、いきなり手術になることはありません。痛みやしびれの治療は、つらい症状をやわらげるのがいちばんの目標です。脊髄《せきずい》の圧迫による麻痺症状などがないかぎり、症状が緩和できれば、それで治療目的は達成されます。

手術以外の方法で症状の緩和をはかる方法を、まとめて「保存療法」と呼びます。装具などを使う理学療法や、薬物療法など、さまざまな方法があります。一般に、**腕のしびれを伴うような首や肩の強い痛みも、その大半は手術を要しません。**1ヵ月程度は保存療法をおこない、ようすをみるのが基本です。

Q41 治療方針の決め方を教えてください

痛みやしびれの原因がわかっても、自動的に治療方針が決まるわけではありません。たとえば、頸椎症《けいついしょう》といっても、骨の変形が起きている部位や程度は異なります。どのように治療を進めていくかは、**病名より症状の現れ方を重視して判断**します。

ヘルニアができたり、神経根《しんけいこん》を含めた組織の炎症が生じたりすると、痛みやしびれが急に強まりますが、多くの場合、1ヵ月程度で自然に痛みがやわらいできます。この間、基本的には安静を保ち、つらい症状

痛み・しびれへの対応

基本的には手術をしない「保存療法」で対応していきます。

保存療法

- 薬物療法→ P110
- 装具療法→ P119
- 牽引療法→ P119
- 温熱療法→ P122
- 電気療法→ P122
- 神経ブロック療法→ P123
- 鍼灸→ P126
- 運動療法→ P168

保存療法だけでは対応できない場合のみ

↓

手術療法

(→第４章)

は、薬物療法などの保存療法でやわらげます。

例外は脊髄《せきずい》の障害が強い場合です。発症した時点で、排尿・排便の障害、歩行障害など脊髄の障害が強く現れている場合には、できるだけ早く手術療法を検討することになります。

頸椎症性神経根症（↓P56）や頸椎椎間板《ついかんばん》ヘルニア（↓P58）は、保存療法で8～9割は改善が見込めます。頸椎症性脊髄症（↓P56）でも、圧迫が軽度なら保存療法のみで改善が見込めます。ただし、その際は、慎重な経過観察が必要です。

椎間板ヘルニアの場合、飛び出たヘルニアの塊は、やがては吸収され、小さくなっていくことが期待できます。頸椎周囲の炎症も治まり、症状は自然とやわらいでいきます。その間、手術をしたり、薬物療法をおこなったりしないからといって、「医療機関にかかってもなにもしてもらえない」などと思わないでください。安静を含めた生活指導をおこないながら経過をみるのも、治療の一環です。もっとも安全な治療法といえるかもしれません。経過をみる間に、じつは別の部分に原因があったとわかることもあります。


3ヵ月以上、経過をみていても強い痛みやしびれが改善されない、むしろひどくな

ってきているという場合や、脊髄への圧迫が改善されず、歩行障害などが現れはじめたなどという場合には、手術療法を検討してもよいでしょう。今のところ生活に大きな支障がないという程度の症状の場合には、手術のメリット・デメリットを十分に考えたうえで、対処法を決めましょう（↓P131）。

症状をみながら治療方針を決める

急激に発症した場合だけでなく、徐々に症状が強まってきた場合も、基本的には保存療法でようすをみていきます。

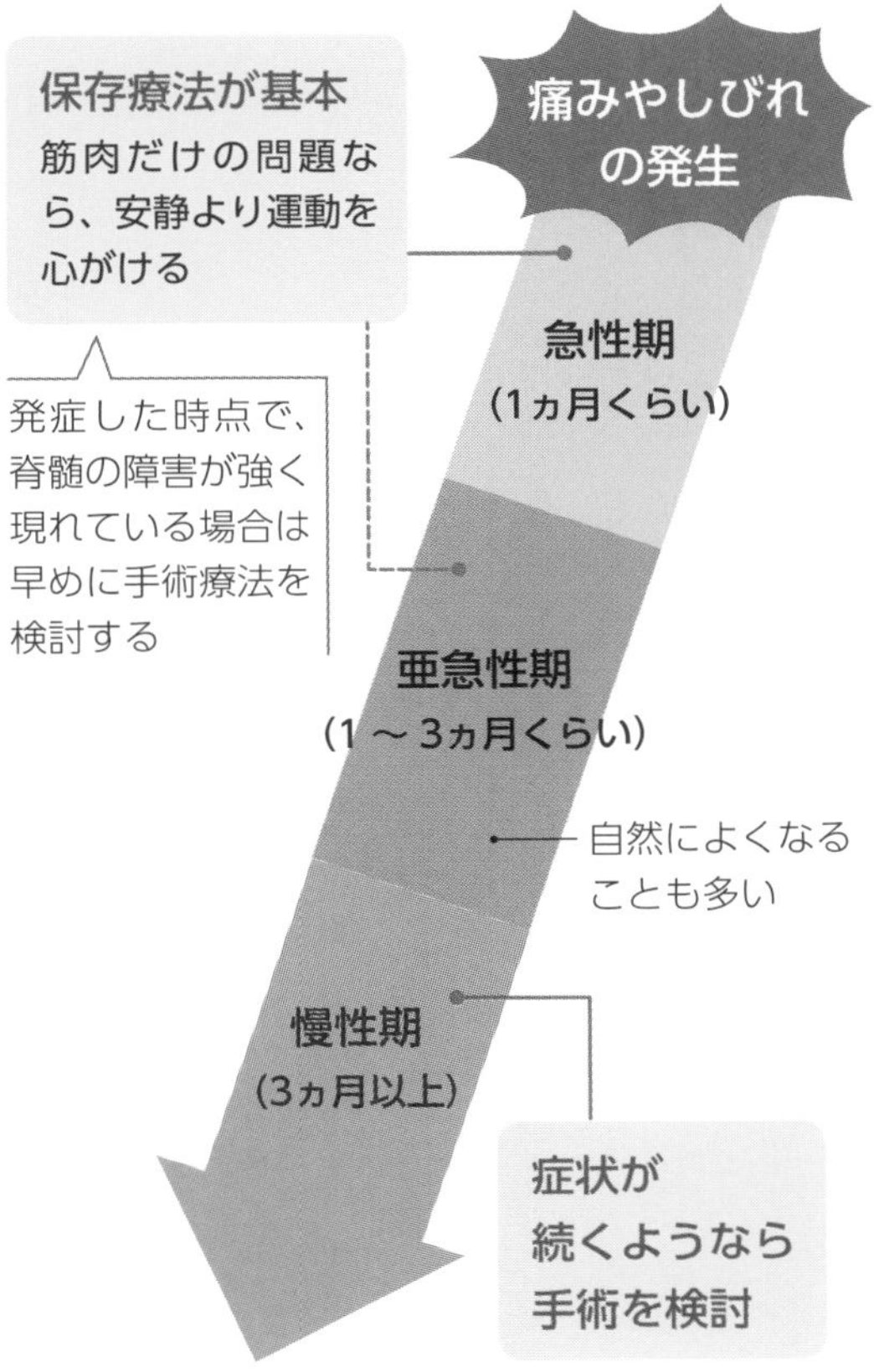
痛みやしびれの発生
保存療法が基本
筋肉だけの問題なら、安静より運動を心がける
発症した時点で、脊髄の障害が強く現れている場合は早めに手術療法を検討する
急性期
(1ヵ月くらい)
亜急性期
(1～3ヵ月くらい)
自然によくなることも多い
慢性期
(3ヵ月以上)
症状が続くようなら手術を検討

Q42 医師は「ようすをみましょう」と言いますが……

病院へ行くまではためらいがあっても、いざ受診すると決めたら、「すぐにこの症状をなんとかしてほしい」と願う患者さんが少なくありません。けれど、「すぐに治せるはず」という過度な期待はもたないほうが賢明です。首や肩、腕の痛みやしびれは、さまざまな原因で起こります。原因を確認し、治療方針を決めるのには、ある程度の時間が必要です。腫瘍や脳の病変などがなく、脊髄《せきずい》症状もない（もしくは軽い）ようなら、しばらくは薬物療法などで症状を落ち着かせ、ようすをみるのが基本です。

医師に「ようすをみましょう」と言われると、「見放された」「なにもしてくれない」などと感じる患者さんも多いようですが、**決して見放したわけではありません。**最終的に手術をしようという判断に至るとしても、十分に検討する時間をとるのは、とても大切です。多くの場合、徐々に症状は軽くなります。**原因を見誤り、必要のない治療をおこなう危険をさけるためには、時間をかけるのも必要なこと**なのです。

Q43 治療のしかたは、診療科によって違うのですか？

首や肩、腕に痛みやしびれがある場合、受診先としてすすめられるのは、整形外科や脳神経内科、脳神経外科です。受診先はどこであれ、保存的な治療はある程度共通しています。手術が必要な場合には、整形外科か脳神経外科のどちらかになります（→P136）。

● **整形外科**　骨や筋肉、靭帯《じんたい》、神経など、運動器官を構成する組織の病気やケガの治療をおこなう科。首や肩、腕の痛みやしびれの原因となる脊椎脊髄《せきついせきずい》の病気や障害も対象のひとつです。理学療法や薬物療法を中心に治療を進めますが、必要に応じて手術をおこなうこともあります。

● **脳神経内科**　脳や脊髄、神経、筋肉に器質的な変化がみられる病気を中心に扱います。器質的な変化とは、ごくわずかでもみてわかる異変が生じているということです。脳神経内科では病気の診断から薬物療法を中心にした治療までおこないます。手術が必要な場合は、脳神経外科に紹介します。

●脳神経外科　脳、脊髄、末梢神経《まっしょうしんけい》と、その付属器官である血管、骨、筋肉などを含めた神経系全般の疾患のなかで、主に手術など外科的な治療の対象となりうる病気についての診断、治療を担当する科。必ずしも手術専門というわけではなく、保存的な治療もおこなっていきます。

名前は紛らわしいのですが、精神神経科では脊髄や神経の障害で起こる痛みやしびれは治療の対象になりません。精神科・神経科などと表記している医療機関もありますが、いずれにせよ、脳に器質的な変化はみられないけれど、心の働きに問題が生じている病気を扱う診療科です。ただし、心因性の痛みやしびれについては、精神科的な治療が功を奏する場合もあります。

また、神経ブロック療法（↓P125）を中心に、慢性的な痛みの治療を専門におこなう診療科として、ペインクリニック科があります。痛み治療が専門で、痛みの原因の診断もおこないますが、脊椎脊髄が専門というわけではありません。

上記3つの科で診断を受けたあと、ペインクリニック科での治療も選択肢のひとつとして検討するという流れがよいでしょう。

Q44 各種治療院を利用してもよいですか？

マッサージなどをおこなう治療院は、医療機関にくらべてかかりやすいという印象があるようです。実際、各種治療院に通って不快な症状をなだめているという人も少なくないでしょう。いわゆる「肩こり」のように、骨や神経に異常はなく、筋肉の疲れによる痛みであれば、マッサージや指圧などで改善することが多いものです。自分が「楽になる」と感じる方法は、積極的に試してみてかまいません。

一方で、骨や神経に障害がみられる場合には、局所を強く押したり、動かしたりすることで、かえって病状を悪化させてしまうおそれもあります。病院に来る患者さんのなかには、「病院は敷居が高い」と、治療院を転々としている間に、症状がひどくなってしまったという人が少なくありません。**各種治療院の利用は、一度、医療機関で痛みやしびれの原因を確かめてからのほうが安心です。**

治療院によっては「骨のずれを矯正する」として、ひねったり、伸ばしたりする手技を用いることがあります。もし、本当に骨がずれているのなら、神経を圧迫しかねない危険な行為です。局所に強い力を加えることで、かえって症状を悪化させてしまう危険性があります。手技を受けたあと、痛みやしびれが増すようなことがあれば、すぐに医療機関でみてもらいましょう。

医療機関以外での治療は、国家資格を得た人でなければできないものと、国が認める資格制度が設けられていないものがあります。施術の効果は、治療をおこなう人の経験や技術によっても大きく異なるようです。効果が感じられないようなら、漫然と通い続けず、別の方法を試したほうがよいでしょう。

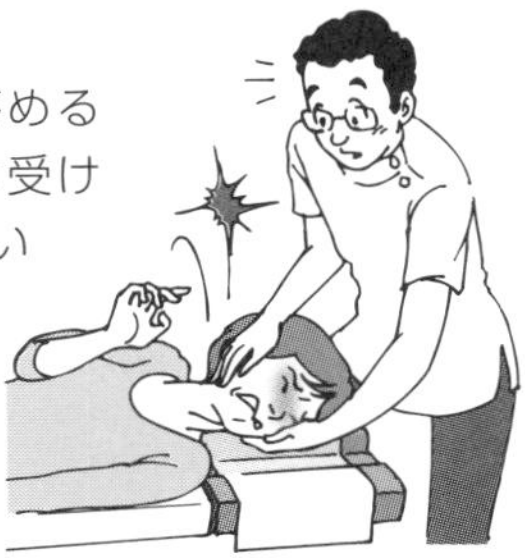
骨や神経を傷める
ような施術は受け
ないほうがよい

●カイロプラクティック・整体

ともに「体のゆがみ」「背骨のゆがみ」を正すことで、不調を改善できるという考えにもとづいて手技を施しています。カイロプラクティックはアメリカで考案されたもの、整体は東洋医学の流れをくむもので、さまざまな流儀があります。

両者とも、日本では国が定める資格制度はありません。首に強いひねりを加えるなど、危険と紙一重の手技がおこなわれることもあり、事故の原因になる例も見受けられます。頸椎症《けいついしょう》、ヘルニアなどがある場合には、さけたほうが無難です。治療費に健康保険の適用はなく、全額自己負担になります。

● **接骨院（整骨院）**　「柔道整復師」という国家資格をもつ人が、主に捻挫《ねんざ》や打撲による痛みをとるために、冷やしたり、温めたり、マッサージをしたりするなどの施術をおこなうところ。骨折、脱臼《だっきゅう》の応急処置などにもあたります。頸椎症や五十肩のような慢性疾患は、取り扱わないのが原則です。ケガの治療の場合、原則として健康保険が適用されます。

● **指圧・マッサージ院**　「あん摩マッサージ指圧師」という国家資格をもつ人が、指圧やマッサージをおこなっています。慢性的な痛みの解消を目的に受ける場合、健康保険は適用されず、全額自己負担になります。

● **鍼灸院《しんきゅう》**　国家資格である「はり師」「きゅう師」の免許をもつ人が、症状の緩和を目的に鍼灸治療（↓P126）をおこなっています。医師が治療行為の一環と認め、同意書を発行した場合には、健康保険が適用されますが、医師の同意書がない場合には、全額自己負担になります。

Q45 薬物療法にはどんな効果がありますか？

痛みやしびれの緩和に薬は大きな力を発揮します。とくに首の骨（頸椎《けいつい》）のトラブルで生じた痛みは、その多くは一時的なもの。薬の助けを借りて、つらい時期を乗り切るのはよい方法です。ただし、骨の変形を治したり、進行を防いだりする効果はありません。**薬物療法の目的はあくまでも症状の緩和です。**

痛み止めとしてもっとも一般的なのは、一部は市販薬としても入手可能な非ステロイド性消炎鎮痛薬（NSAIDs《エヌセイズ》）、ステロイド薬を含まない消炎鎮痛薬ですが、それ以外にも、症状に合わせてさまざまな薬が使われます。

● **炎症性の痛み、一般的な肩こりなど**　強い肩こりや、頸椎症、椎間板《ついかんばん》ヘルニアによる急性期の痛みには、消炎鎮痛薬、筋弛緩薬などが用いられます。

● **神経の障害による痛み**　回復しにくい神経障害が生じ、そのために痛みやしびれが続く場合は、「神経障害性疼痛《とうつう》薬物療法ガイドライン」を参考に治療します（↓P114）。

Q46 痛み止めを使う際の注意点を教えてください

痛み止めとしてよく用いられる非ステロイド性消炎鎮痛薬（NSAIDs《エヌセイズ》）には、炎症を強めたり痛みを発生させたりするプロスタグランジンという物質の生成にかかわる酵素の働きを弱める作用があります。酵素の働きが阻止されることで、炎症物質の生成が抑えられるのです。

内服薬、塗り薬、貼付薬《ちょうふやく》など、剤型は違っても、基本的な薬理作用は同じです。いずれも**急性期の痛みをやわらげるために用いるのが基本です。**

● **飲む（内服薬）**　痛みが強くなりかけた段階で、早めに服薬するのが薬の効果をいかすコツ。

▼服薬のタイミングと鎮痛効果

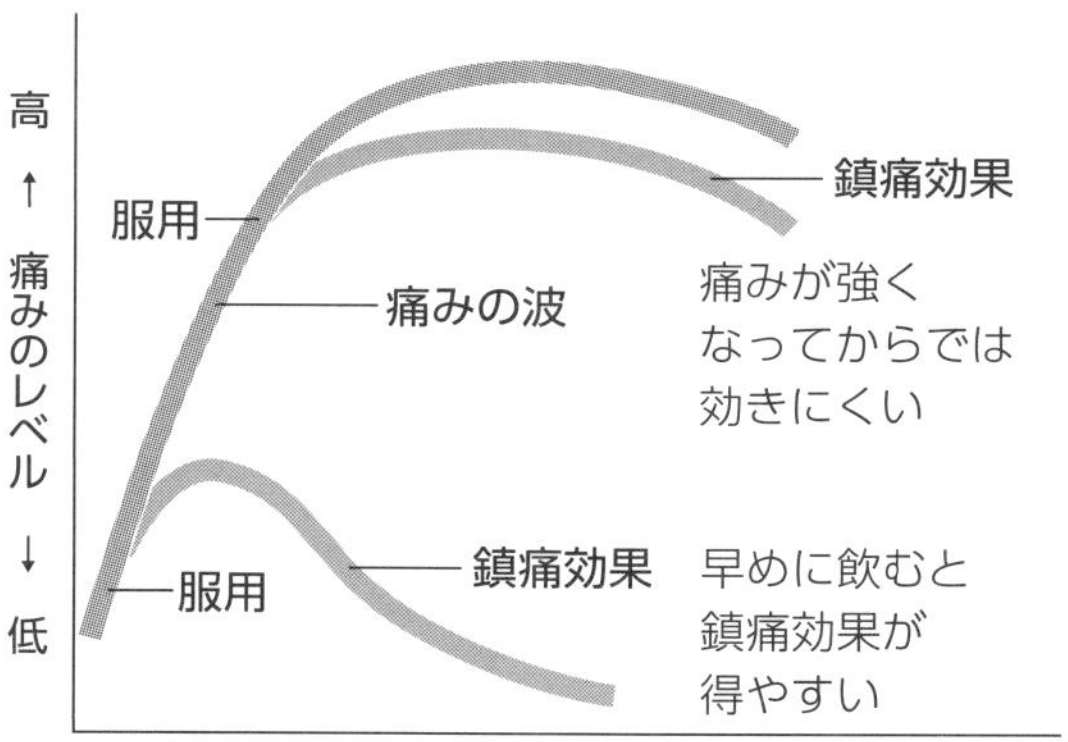
高
↑
痛みのレベル
↓
低
服用
鎮痛効果
痛みの波
痛みが強く
なってからでは
効きにくい
服用
鎮痛効果
早めに飲むと
鎮痛効果が
得やすい

痛みが強くなってからでは、十分な鎮痛効果は得にくくなります。

〔商品名〕ロキソニン、ボルタレン、セレコックスなど

●塗る（塗り薬） 痛みのあるところに塗り、皮膚から薬の成分を浸透させます。

〔商品名〕ボルタレンゲル、インテバンクリーム、スミルスチックなど

●貼る（貼付薬） 皮膚に貼り、薬の成分を浸透させる。

〔商品名〕モーラステープ、ロキソニンパップ、セルタッチなど

プロスタグランジンの生成にかかわる酵素には、胃腸の粘膜を保護する役割もあります。酵素の働きのうち、プロスタグランジンの生成にかかわる部分だけをストップさせる薬（商品名セレコックス）もありますが、ロキソプロフェン（商品名ロキソニン）、アスピリン、インドメタシンなど、よく使われる消炎鎮痛薬の多くでは、胃痛や嘔吐・下痢などの胃腸障害が生じやすくなるという面も出てきます。**内服薬だけでなく、塗ったり、貼ったりする薬でも、使いすぎれば胃腸障害を起こすおそれがあります。薬を使い始めてから胃腸のぐあいが悪くなったという場合には、服薬、使用を中止してください。**

症状を抑えるための薬は、処方された分をすべて飲みきらなければならないという

▼消炎鎮痛薬の効き方

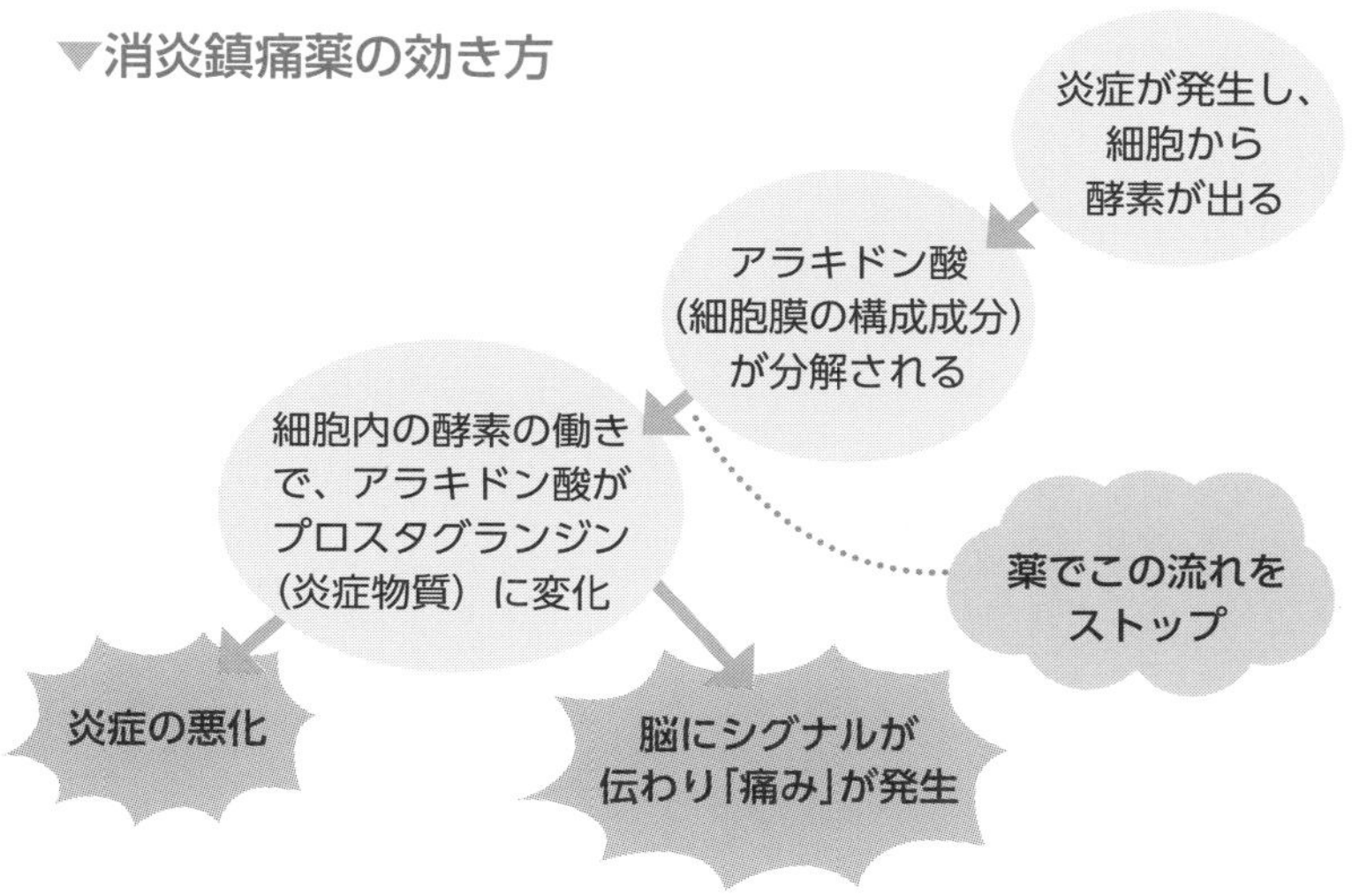
炎症が発生し、
細胞から
酵素が出る
アラキドン酸
(細胞膜の構成成分)
が分解される
細胞内の酵素の働き
で、アラキドン酸が
プロスタグランジン
(炎症物質) に変化
薬でこの流れを
ストップ
炎症の悪化
脳にシグナルが
伝わり「痛み」が発生

わけではありません。**薬を飲まなくても乗り切れそうなら、余らせてもかまいません。**

注意したいのは、肩こりと頭痛がセットで生じるというタイプの人です。強い肩こりを伴う頭痛は「緊張型頭痛」といわれ、筋肉の緊張がもとになって生じます。慢性的な症状になりやすく、これを薬だけで解決しようとすると、使いすぎの状態に陥りがちです。乱用の結果、痛みに敏感になり、ますます服薬量が増えていくという悪循環が生じるおそれもあります。

この場合、筋肉の緊張を解くのが先決です。薬で解決するのではなく、正しい姿勢を保つ、体操するなど、生活面での工夫で対処します(↓第5章)。

Q47 神経障害の症状に効く薬はありますか？

脊髄《せきずい》や神経根《しんけいこん》、末梢神経《まっしょうしんけい》などが障害されることで引き起こされる痛みやしびれは、「神経障害性疼痛《とうつう》」と呼ばれ、次のような性質がみられます。

- **しびれ**
- **ビーンと電気が走るような痛み**
- **刺激に敏感になり、風に当たっただけでも痛む**
- **焼けるようなジリジリとした痛み**
- **突き通すような激しい痛み**

痛みはさまざまな原因で起きますが、神経障害がまねく痛みは対応が難しいもののひとつです。神経細胞の回復が望めないため、症状が長引くおそれも強いのです。とくに脊髄損傷のあとは、麻痺だけでなく、激しい痛みが残ることも少なくありません。悪化すると、日常生活にも大きな支障が現れやすくなってしまいます。

消炎鎮痛薬では十分な効果が得られないことも多いため、さまざまな薬を組み合わせて、症状の緩和をはかっていきます。**「これで治せる」という特効薬がないため、いくつかの薬を順に試していきます。**日本では神経障害による痛みの治療薬として承認・販売されている薬にかぎりがありますが、実際にはほかの疾患との関連も含めて適切な治療薬が処方されます。

眠気、めまい、体重の増加、吐き気、嘔吐、便秘など、薬の副作用が現れる場合もあります。医師から説明があるはずですが、不安な点は率直に質問し、医師と相談しながら、慎重に治療を進めていきましょう。

神経障害による痛みを緩和させるための薬の使い方は、日本ペインクリニック学会がまとめた「神経障害性疼痛薬物療法ガイドライン」に示されています。これを参考に、症状をみながら段階的に治療薬が選択されます。

●**カルシウムチャネル阻害薬**　神経を興奮させる神経伝達物

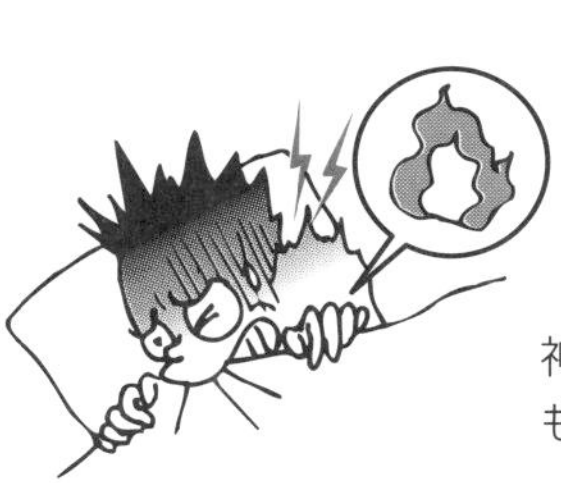

神経障害は、激しい痛みをもたらすこともある

質が放出されるのを防ぐ働きをもつ薬。プレガバリン（商品名リリカ）が神経障害性疼痛に対する治療薬として、また、ミロガバリン（商品名タリージェ）が末梢性神経障害性疼痛の治療薬として承認・販売されています。

〔商品名〕リリカ、タリージェ

●セロトニン・ノルアドレナリン再取り込み阻害薬（SNRI）

抗うつ薬として使われているSNRIのひとつであるデュロキセチン（商品名サインバルタ）は、痛みを抑制する神経の働きを強めると考えられています。副作用が比較的少ない薬です。糖尿病性の神経障害性疼痛や、慢性腰痛に対する治療薬としては承認されていますが、神経障害性疼痛の治療薬としては承認されていない適応外薬になります。

〔商品名〕サインバルタなど

●三環系抗うつ薬　うつ病の治療薬として用いられる薬ですが、抗うつ作用とは別に、神経障害による痛みを抑える働きもあることが明らかにされています。アミトリプチリン（商品名トリプタノール）は、末梢性神経障害性疼痛の治療薬として承認されています。

〔商品名〕トリプタノール、ノリトレン、トフラニールなど

● **ワクシニアウイルス接種《せっしゅ》家《か》兎《と》炎症《えんしょう》皮《ひ》膚《ふ》抽出液《ちゅうしゅつえき》含有《がんゆう》製剤《せいざい》**

なぜ効くのか、作用機序ははっきりしませんが、痛覚過敏を抑える効果が認められています。プロスタグランジンの生成に影響を与えないので、胃腸障害が起こる危険性はありません。

▼神経障害による痛み治療の進め方

第1選択薬

- カルシウムチャネル阻害薬（プレガバリン、ミロガバリン）
- セロトニン・ノルアドレナリン再取り込み阻害薬（SNRI）
- 三環系抗うつ薬

↓ 十分な効果を得られない

第2選択薬

- ワクシニアウイルス接種家兎炎症皮膚抽出液含有製剤
- オピオイド鎮痛薬〔軽度〕

↓ 十分な効果を得られない

第3選択薬

- オピオイド鎮痛薬

（日本ペインクリニック学会「神経障害性疼痛薬物療法ガイドライン 改訂第2版」を参考に作成）

〔商品名〕ノイロトロピンなど

● **オピオイド鎮痛薬**　オピオイドは、中枢神経や末梢神経に存在するオピオイド受容体と結合することで神経活動を抑制する作用を示す物質の総称です。医療用麻薬とも呼ばれ鎮痛効果は確認されていますが、吐き気、嘔吐、便秘などの副作用が起こりやすいこと、長期間の使用による安全性が十分に確認されていないことなどから、ほかの薬では効果が得られない場合に限って使用を検討します。ただし、トラマドール〔商品名トラムセット、ツートラム〕は、医療用麻薬に指定されておらず、軽度の痛みにも用いることができます。副作用も、ほかのオピオイド鎮痛薬〔麻薬性鎮痛薬〕にくらべると比較的軽いとされますが、乱用は避けたほうがよいでしょう。

〔商品名〕トラムセット、ツートラム、リン酸コデイン、モルヒネ、デュロテップMTパッチ、ノルスパンテープなど

このほか、末梢神経の修復を助ける働きがあるとされているビタミンB_{12}製剤〔メチコバール〕や、漢方薬の桂枝茯苓丸《けいしぶくりょうがん》、桂枝加朮附湯《けいしかじゅつぶとう》などが使われることもあります。

Q48 装具療法や牽引療法は効果がありますか？

薬物療法とともによくおこなわれる保存療法として、装具療法や牽引療法があります。

●首の安静を保つ装具療法

首の骨（頸椎《けいつい》）のトラブルが原因で生じているしびれなどの神経症状が強いときには、まずは安静をはかります。特定の動作や姿勢によって強まる痛みやしびれがある場合には、頸椎カラーといわれる装具をつけると頸椎の動きが制限され、症状が出にくくなります。装具療法といわれ、首の動きを物理的に制限するだけでなく、「首を動かさないようにしよう」という意識も高まるため、安静が保てます。

●装具療法の効果

首の負担がいちばん少ない、安定し

▼頸椎カラーの着用（装具療法）

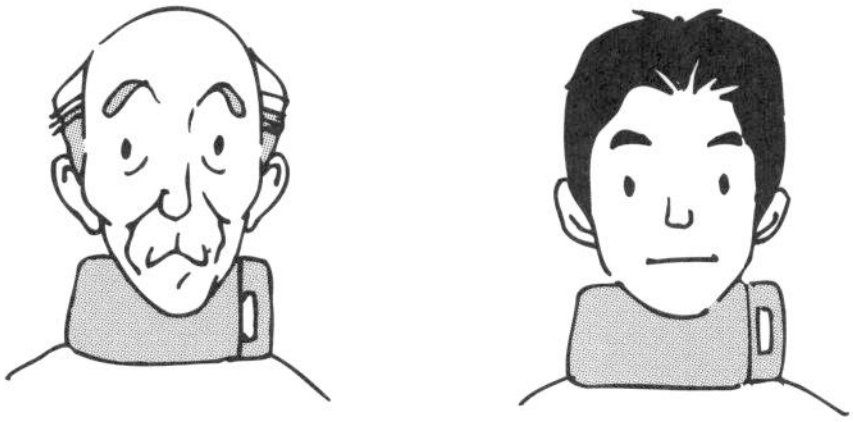

た姿勢を保つのに有効です。脊髄《せきずい》や神経根《しんけいこん》への圧迫を減らし、神経機能の回復を促す効果が期待できます。

装具療法の注意点　長期間、装着を続けていると、筋肉を動かさなくなるために、筋力が低下したり、血行が悪くなったりして、肩こりがひどくなってしまうおそれがあります。

カラーの硬さはいろいろです。やわらかいものほど動きの制限は少なくなります。就寝時だけの装着でも、一定の効果が認められています。

一方で、過度の安静は筋力の低下をまねくおそれもあります。ダラダラ続けるのは逆効果です。強い痛みがひいてきたら、痛みが強くならない範囲で運動を開始することも求められます。

専用の機器を使う牽引療法　牽引療法は、頸椎症による痛みやしびれがある場合や、首や筋肉のこりが強いときなどにおこなわれるもので、専用の機器を使って15分程度、頭部を引き上げた状態を保ちます。

牽引療法の効果　頸椎の周囲の組織を伸ばし、椎間孔《ついかんこう》を拡げる効果や、筋肉のストレッチ・マッサージ効果による血液循環の改善と促進などが期待できるとされますが、科学的根拠は得られていません。

●牽引療法の注意点

週2～3回、3週間程度おこなってみて症状の改善がみられなければ、それ以上続けても、牽引による改善効果は期待しにくいでしょう。

牽引療法は比較的よくおこなわれていますが、牽引療法だけでどこまで改善がはかれるか、科学的な研究はおこなわれていません。むやみに牽引を続けることで、かえって症状を長引かせてしまうおそれもあります。「楽になった」と感じるなら続ける、というくらいの姿勢で試してみるのがよいでしょう。効果を感じられなければ、受け続ける必要はありません。

装具療法も牽引療法も、それだけで症状を大きく改善させるほどの効果が認められているわけではありません。一時的に症状をやわらげるためのものと心得ておきましょう。

▼頭部を引き上げる（牽引療法）

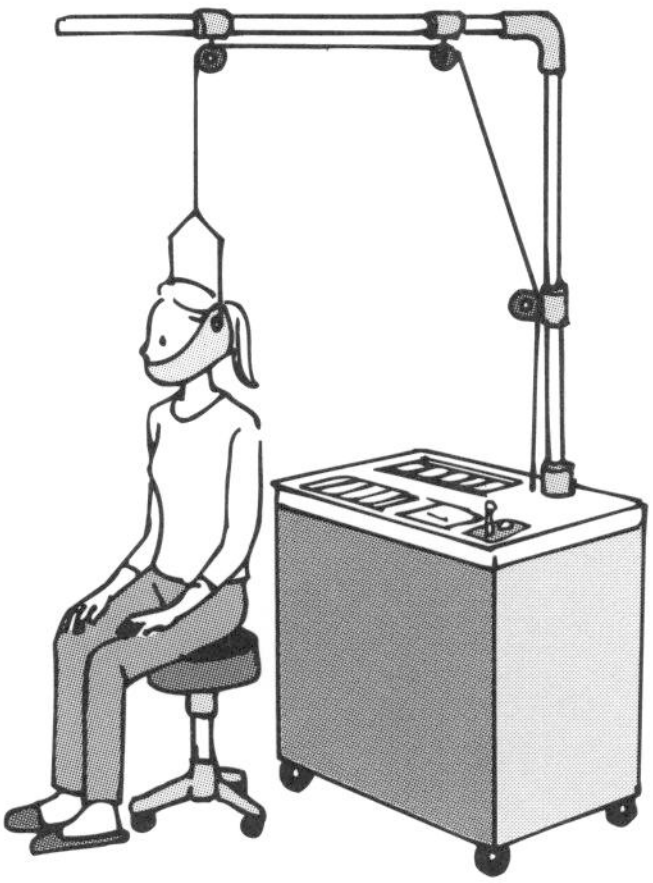

Q49 温熱療法や電気療法は効果がありますか？

骨や神経に障害がないのなら、症状の主な原因は循環障害によるもの。温熱療法などがおこなわれます。

●**温熱療法**　温め方はさまざまで、遠赤外線を当てる機器を用いたり、蓄熱剤の入ったホットパックを当てたりします。**筋肉のこわばりがほぐれ、血行が改善されることにより、痛みがやわらぎます。**ただし、感染性の病気の疑いがある場合や、急性の炎症や外傷によって痛みが生じている場合には、温めるのは禁物です。かえって症状の悪化をまねくことがあります。また、ペースメーカーや骨を固定する金属製の器具などが体内にある場合には、遠赤外線の照射は受けられません。

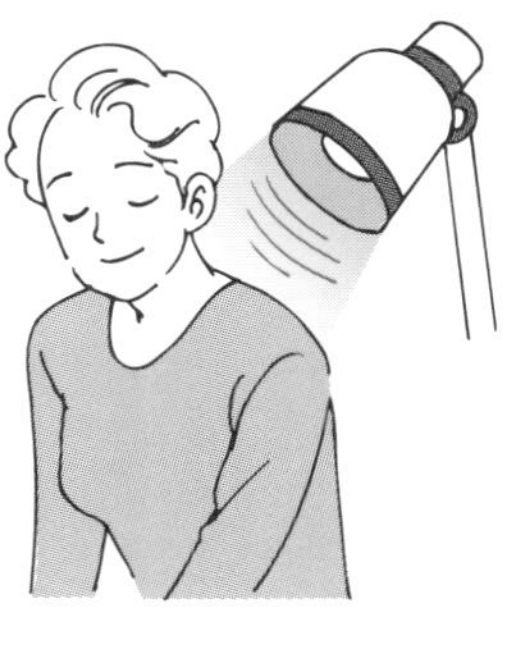

●**電気療法（低周波療法）**　電極を通して患部に弱い電気刺激を与え、筋肉の軽い収縮・弛緩を促し、血行改善をはかります。

Q50 神経ブロック療法とはどんな治療法ですか？

麻酔薬の注射で痛みが伝わる経路を一時的に麻痺させることで、「痛い」という感覚をやわらげるのが神経ブロックのしくみです。麻酔が切れたあとも、痛みのために収縮していた筋肉がほぐれているので、痛みがやわらぐことが期待できます。**急いで手術をしなければならないような状態ではないけれど、痛みが続いて鎮痛薬が手放せない場合や、鎮痛薬だけでは十分にコントロールできず、ほかの保存療法も効果がないという場合**におこなわれることがあります。

神経ブロックにはさまざまな種類があります。麻酔薬を用いた注射は、痛みのある部位に打つとはかぎりません。目的と方法をよく確認してから受けてください。

●**トリガーポイント注射**　ひどい肩こりが生じているときには、押すと痛みが広がるしこりのように硬くなっている部位が、筋肉内にみられます。この圧痛点《あっつうてん》を痛みの引き金（トリガー）とみなして麻酔薬を注射し、知覚神経を一時的に麻痺させる方法です。圧痛点の多くは、東洋医学でいうツボと重なります（↓P167）。

●**神経根《しんけいこん》ブロック／硬膜外ブロック**　神経根ブロックでは、症状を引き起こすもとになっている神経根に麻酔薬を注射して、一時的に神経の経路を遮断します。硬膜外ブロックは、脊柱管《せきちゅうかん》に針を刺し入れ、脊髄《せきずい》を包む硬膜の外側に麻酔薬を注入する方法です。

●**星状神経節《せいじょうしんけいせつ》ブロック**　首の付け根には交感神経が束になった「星状神経節」があります。ここに麻酔薬を注射することで交感神経の働きを鎮め、血管の拡張をはかって、肩から頸部の血液循環を改善させる方法です。痛みの感覚そのものを麻痺させるわけではなく、効き目は穏やかです。週に1～2回、継続的におこないます。

▼注射する部位

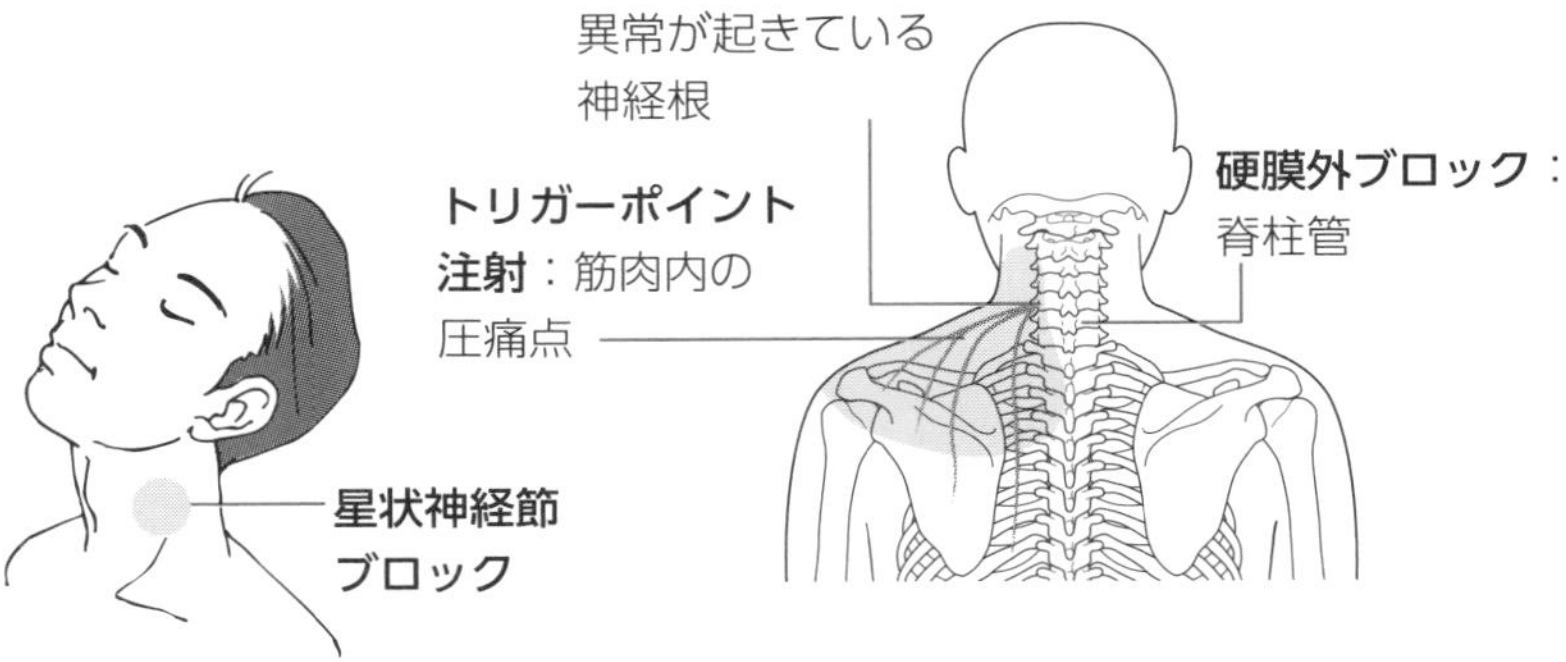

Q51 神経ブロック療法を受けてみたいです。注意点はありますか？

神経ブロック療法を受ける前には、長引く痛みの原因をしっかり調べてもらうことが重要です。 脊髄《せきずい》障害による排尿・排便障害、運動麻痺がある場合や、出血しやすい傾向、頸椎椎体炎《けいついついたいえん》の疑い、麻酔薬にアレルギーがある場合などはおこなえません。

注射するだけだから負担が少ない、とはいえません。細い注射針であるとはいえ、頸部の組織を直接傷つけることに変わりはないからです。とくに神経根《しんけいこん》ブロックや硬膜外ブロック、星状神経節《せいじょうしんけいせつ》ブロックは、首の深部のさまざまな神経や重要な血管がはりめぐらされているところに針を刺すため、刺し入れる位置が少しでもずれると、出血や神経根の損傷など、重い合併症が生じる危険性があります。

安全におこなうには高度な技術が必要です。神経ブロックを専門としているペインクリニックで受けるのがよいでしょう。整形外科で実施しているところもあります。

Q52 鍼灸治療を受けてみたいです。注意点はありますか？

鍼灸《しんきゅう》は東洋医学の考えに基づいておこなわれる治療です。西洋医学では十分に対応できない痛みやしびれも、鍼灸治療によって緩和できる場合があります。

東洋医学では、体内にはエネルギー（気・血《けつ》）の流れがあると考え、その通り道を「経絡《けいらく》」と呼びます。不快な症状は、体内を循環するエネルギーの流れの滞りがもたらすものであり、経絡の要所要所に点在する「経穴《けいけつ》（ツボ）」を刺激するとエネルギーの流れが改善し、不快症状を軽減できるという理論が、鍼灸治療の根本にあります。

経絡や経穴については、西洋医学的な説明は難しいところですが、血液循環の滞りが痛みの原因になるという解釈は一致しています。経穴の刺激が循環の改善に働くとすれば、不快症状の軽減につながるのも不思議ではありません。西洋医学の限界を補う治療法として期待できます。

鍼灸といわれますが、鍼《はり》と灸は別のもの。どちらかだけ受けるというのが大半です。

●**鍼治療**　金属製の細い鍼を皮膚に刺して経穴を刺激。数分～20分程度そのままにしておいたり、鍼に弱い電流を流したりすることもあります。

●**灸治療**　ヨモギの葉からつくる「もぐさ」を経穴に置いて火をつけ、熱による刺激を与えます。

筋肉のこわばりがもたらす痛みは、鍼灸治療により早期に改善することが多く、神経の圧迫によるしびれも、軽度なら改善が期待できます。骨の変形やヘルニアなど、器質的変化はみられないか、軽度なもののほうが改善の効果が認められやすいといえます。鍼治療では、まれに内出血が起きることもありますが、大きな副作用はありません。

鍼灸治療は1回だけでなく、続けて受けると効果が現れやすくなります。毎日もしくは1～2日の間隔で週3回以上の治療を2週間続けてみましょう。それで効果がないようなら、鍼灸師を替えるか、別の治療法を考えたほうがよいでしょう。器質的な

鍼を刺し入れる深さは数ミリ～数センチ。鍼の直径が非常に細いため、痛みはほとんどない

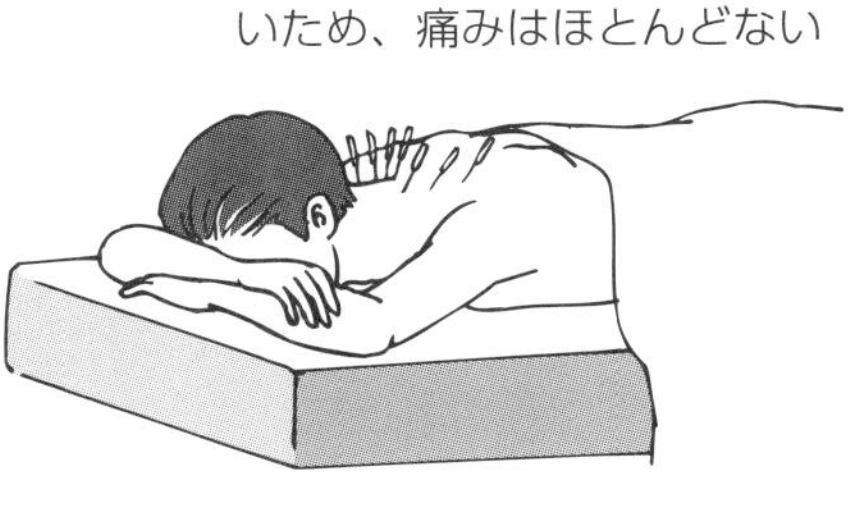

変化が強い場合には、鍼灸治療だけでは十分な効果を望めないのが実情です。

鍼灸治療は、資格をもつ鍼灸師が開設している鍼灸治療院で受けられます。医師との連携があれば、なお安心です。西洋医学の分野でも積極的に取り入れられるようになってきており、医師の同意書があれば健康保険も適用されます。

鍼灸治療院、鍼灸師といってもいろいろです。安全な治療を受けるためのポイントとしては、次のような点が挙げられます。

● 医療機関の診断や画像情報を参考にして、治療を考えてもらえる

● 症状の改善がみられない場合には方法を変えてくれる

● 使い捨ての鍼を使い、衛生面に気を配っている

古くからの経絡理論だけを説き、病院での診断に耳を貸さないような姿勢があれば要注意です。滅菌をしないまま鍼を使うような治療院は、まずありませんが、治療の前に使い捨ての鍼（ディスポ鍼）かどうか確認しておけば、より安心でしょう。

鍼灸師個人の技術と経験が、治療効果を大きく左右する傾向があります。施術を希望する場合には、信頼できる治療院に心当たりがあるか、医師やまわりの人に聞いてみるとよいでしょう。

4

手術を検討すべきとき

Q53 手術を考えたほうがよい目安は？

症状の現れ方や変化のしかたによっては、手術療法を検討していくことになります。患者さん本人の自覚症状が、手術を受けたほうがよいか判断する際の大きな決め手になります。次のような症状があれば、手術を受けるかどうかの考え時です。

●脊髄《せきずい》の圧迫症状がある　手足の動きが悪くなっていて、とくに歩行障害や排尿障害がみられる。直腸の機能に影響し、便通異常が生じることもある。

●不安が大きい　脊椎骨《せきついこつ》の変形や靭帯《じんたい》の骨化が進んでおり、動きに制限がある。転倒などで悪化する危険性が高く、日常の活動がこわくてできない。

●症状が重くて毎日がつらい　保存療法をおこなっていても、しびれや痛みがひどく、そのために日常生活にも影響が出ている。とくに症状がだんだん強まってきたり、しびれる範囲が広がってきたりしている。

手術療法では、変形した骨や椎間板《ついかんばん》、骨化した靭帯などを切除し、症状のもとにな

手術のメリット・デメリットを比較して考える

手術になにが期待できるか、受けないとどうなるのか、しっかり考えておきましょう。

▼脊髄障害の経過

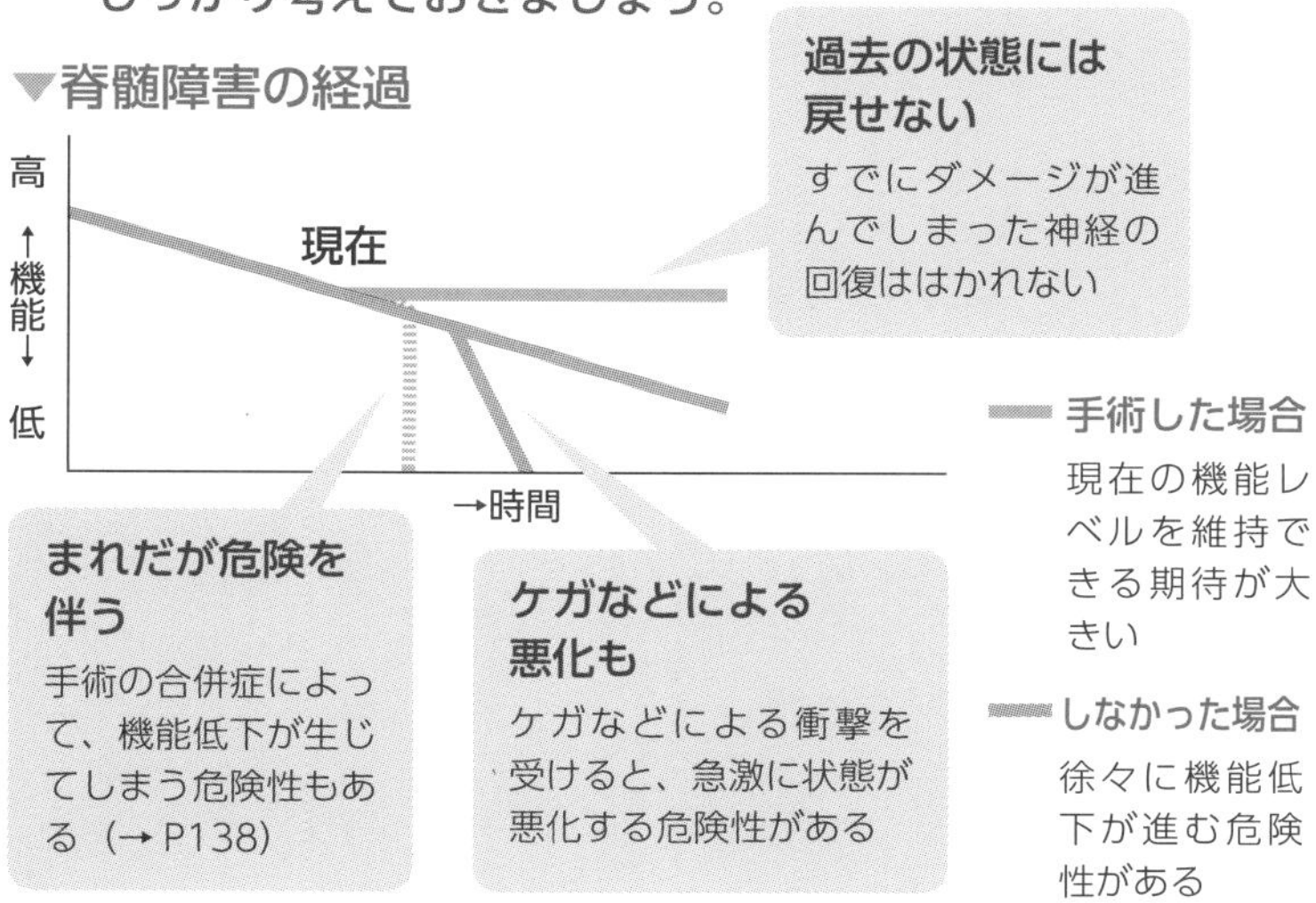
過去の状態には戻せない
すでにダメージが進んでしまった神経の回復ははかれない
高
↑機能↓
低
現在
→時間
手術した場合
現在の機能レベルを維持できる期待が大きい
しなかった場合
徐々に機能低下が進む危険性がある
まれだが危険を伴う
手術の合併症によって、機能低下が生じてしまう危険性もある（→P138）
ケガなどによる悪化も
ケガなどによる衝撃を受けると、急激に状態が悪化する危険性がある

っている脊髄や神経根《しんけいこん》の圧迫を取り除くことになります。

手術に対して、患者さんの多くは不安を感じる一方で、大きな期待をもっている面もあります。ただ、**手術によってどこまで改善するかは、手術時の年齢や発症してからの期間、治療前の機能障害の程度によって異なります。**

年齢が若く、発症から1年未満で、重度の機能障害がなければ、手術によって機能の改善がはかれる可能性が高いでしょう。

しかし、ある程度ダメージが進んでいる場合、手術の主な目的は「今以上に神経の障害を進めない」ということになります。手術が成功して病状の進行はストップできても、すでに負ったダメージは回復しにくく、軽いしびれや首の動きの悪さなどが残ってしまうこともあります。

術後、患者さん自身がイメージしていたほどの回復がはかれないと、不満がたまりやすくなります。なにを目標に手術をするのか、医師と十分に話し合って確認し、納得のうえで最善の選択をしてください。

神経障害による症状が強い場合、手術で圧迫を取り除く以外には改善の方法がないこともあります。一方で、手術が原因で、より症状が悪化してしまう例も皆無とはいえません。万が一、手術による悪影響が大きく現れてしまった場合、「それでも自分の選択は間違っていなかった」と思えるかどうか。それは、術前にどれだけ深く考え、納得して手術にのぞんだかどうかにかかっています。手術を受けず、このままつらい症状とケガへの不安をかかえていけるのか。手術による「万が一」の事態を受け入れられるか。家族を含めた慎重な判断が必要です。

Q54 セカンド・オピニオンを求めてもよいですか？

手術を受けるかどうか迷っているとき、診察を受けている医師以外の専門家の意見、つまり**セカンド・オピニオンは、重要な判断材料のひとつ**になります。

医師が気を悪くするのではないかなどと心配せず、**主治医に「ほかの先生の意見も聞いてみたい」と率直に相談してみましょう。**術前に十分な検討を重ね、納得のうえで手術を受けてもらえれば、医師としても安心です。

別の医療機関で相談を受ける場合は、主治医にこれまでの診療経過や検査データなどの資料を用意してもらいましょう。セカンド・オピニオンの求め方や費用は医療機関によって異なります。各医療機関に直接、問い合わせてください。費用について健康保険の適用はなく、全額自己負担になります。

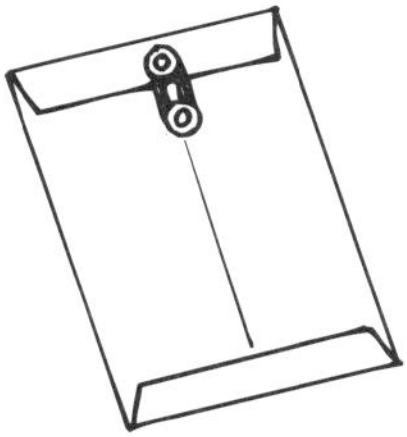

診療経過や検査データなどの資料を持参するとよい

Q55 手術を受ける医療機関の選び方は？

「手術を受けたい」と思っても、実際にどこで手術を受ければよいのか、判断に迷うことも多いでしょう。選択肢はいろいろあります。現在、診察を受けている主治医にそのままお願いするのか、それとも主治医から紹介された先で手術を受けるか、あるいは「名医」を自分で探し出すのか。迷うところでしょう。

できるならテレビや雑誌で紹介されている「スーパードクター」に手術をしてほしい、手術件数の多い大規模病院なら安心だろうなどと思いがちですが、期待どおりの結果になるとはかぎりません。判断の決め手と思われがちですが、じつは決め手とはいえない要素には、次のようなものがあります。

●**手術件数の多さ**　外科医は手術が専門なので、手術をしたほうがよいかどうか、じっくり検討しないまま、すぐに手術療法で治そうという姿勢が強い医師も少なくありません。手術に積極的な医師のいる施設は、手術件数が多くなります。

●病院の規模　施設の設備が充実しているに越したことはないけれど、大切なのは手術を担当する医師がだれか、ということです。首の骨（頸椎《けいつい》）の手術は難しい面も多いので、脊椎脊髄《せきついせきずい》の専門医に手術を受けられる施設かどうかをみます。

●医師の「簡単」という言葉　「簡単だから」と積極的に手術をすすめる医師もいますが、体を傷つける以上、手術に危険はつきものです。医師の安請け合いを鵜呑みにして、十分な検討をしないまま手術を受けた場合、期待どおりの結果を得られなかったときの後悔が大きくなってしまいます。

　頸椎の手術は簡単なものとはいえません。少なくとも「脊椎脊髄外科の専門医のいる病院」を選ぶようにしましょう（→P136）。専門医に求められるのは、診断が確かである、手術による合併症に的確に対応できる、技術が確かである、患者さんへの対応がよいといったことです。麻痺症状などがないかぎり、結論を急ぐ必要はありません。

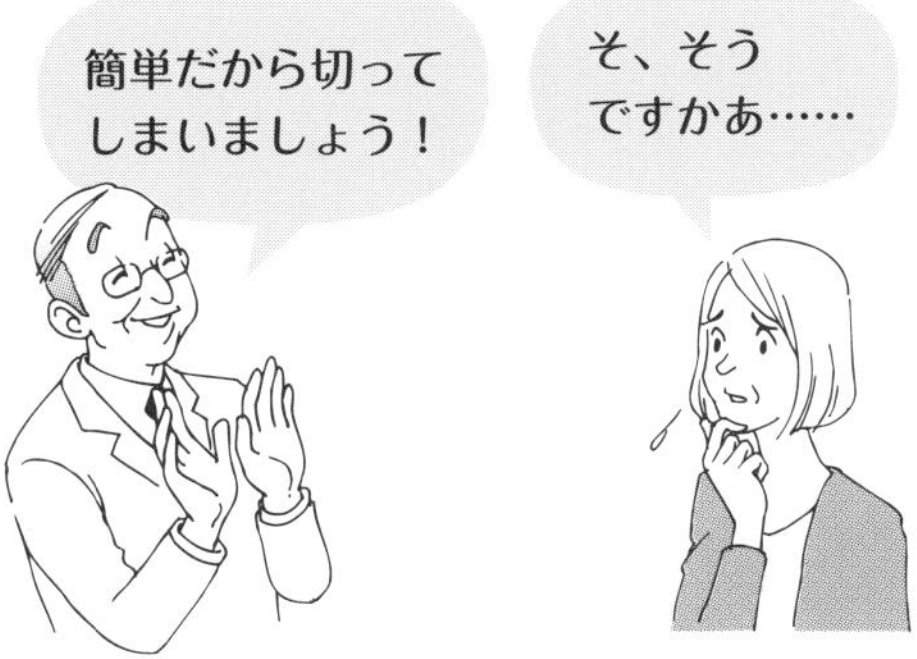
簡単だから切ってしまいましょう！
そ、そうですかあ……
「簡単」という言葉には要注意

Q56 脊椎脊髄の専門医はどうすれば探せますか？

頸椎《けいつい》の手術を検討する場合には、**整形外科、脳神経外科の医師のなかでも、「脊椎《せきつい》脊髄《せきずい》」のエキスパートにお願いするのが安心です。**心当たりの医師が「脊椎脊髄外科が専門」の医師かどうかをチェックしてください。脊椎脊髄外科の専門医は、整形外科系の医師と、脳神経外科系の医師がいます。日本脊椎脊髄病学会（整形外科系）、日本脊髄外科学会（脳神経外科系）とも、ホームページがあり、どこの医療機関に脊椎脊髄外科の専門医が所属しているか検索可能です。

● **整形外科系**　整形外科の専門医は、整形外科を中心に研修を積んだあと、日本整形外科学会が設ける専門医試験に合格した医師で、整形外科で扱う疾患（→P105）全般に精通しています。

この整形外科専門医のうち、さらに脊椎脊髄病医としての研修を受け、日本脊椎脊髄病学会に認定された医師が、整形外科系の脊椎脊髄外科の専門医です。脊椎脊髄病医の認定資格を継続するために、学会や研修会に一定時間以上の出席が義務づけられています。

●脳神経外科系　脳神経外科の専門医は、訓練施設として認められた医療機関で研修を積んだあと、日本脳神経外科学会が設ける専門医試験に合格した医師で、脳神経外科で扱う疾患（→P106）全般に精通しています。

この脳神経外科専門医のうち、脊椎脊髄外科を中心に研修を積み、学会が設ける試験に合格した医師が、脳神経外科系の脊椎脊髄外科の専門医です。脊髄外科認定医と、さらに専門性の高い脊髄外科指導医がいます。

また、脊髄外科の訓練施設として54の医療機関が認定されています（２０２０年現在）。

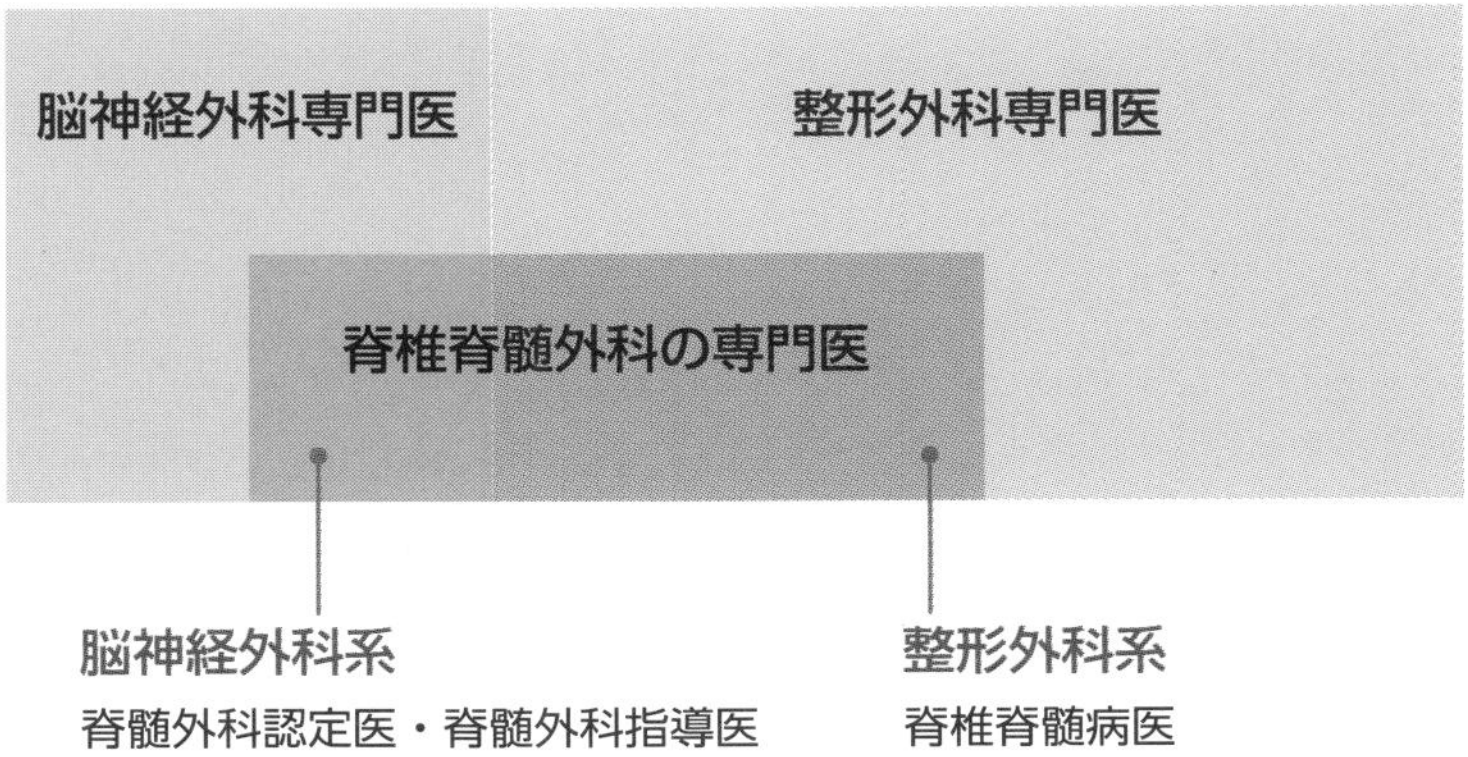

Q57 手術前に説明を聞くとき、なにを確認すればいいですか？

手術の前には、医師が説明をする時間が設けられます。病気や手術についての説明は、一般の人には理解が難しいこともあります。本人だけの理解では行き違いが生じやすいものです。理解が不十分なままでは、術後、「こんなはずではなかった」と思うようなことが生じるかもしれません。手術前の説明を受ける際には、患者さん本人だけでなく、必ず家族も同席するようにしましょう。

医師の技術や経験をもってしても、手術が原因で引き起こされる病気や障害、つまり手術合併症が起こる危険性はあります。簡単な治療ですむ軽いものが多いのですが、最悪の場合は死に至ることもないわけではありません。軽いものから重いものまで合わせると、手術合併症が起きる確率はおよそ５％程度。死亡率は０・１％程度です。手術で思わしくない事態が生じた場合、患者さん本人を支える家族の生活にも影響が及びます。家族もまた当事者として、**不明な点があれば納得のいくまで説明を求**

めてください。また、手術の目的についても改めて確認しておきましょう。手術の目標をどこに置くのか、医師と患者さんがともに話し合い、お互いのゴールをすり合わせておくのが術後のトラブルをさける秘訣です。

手術を受けるかどうかの最終的な判断は、医師と、患者さん本人、ご家族がじっくり話し合って決めることです。「任せておけばいい」という態度で、十分に説明しようとしない医師には、手術をお願いしないほうが無難です。

家族もいっしょに説明を聞く

本人だけでなく家族も同席し、不安な点を確認しておきましょう。

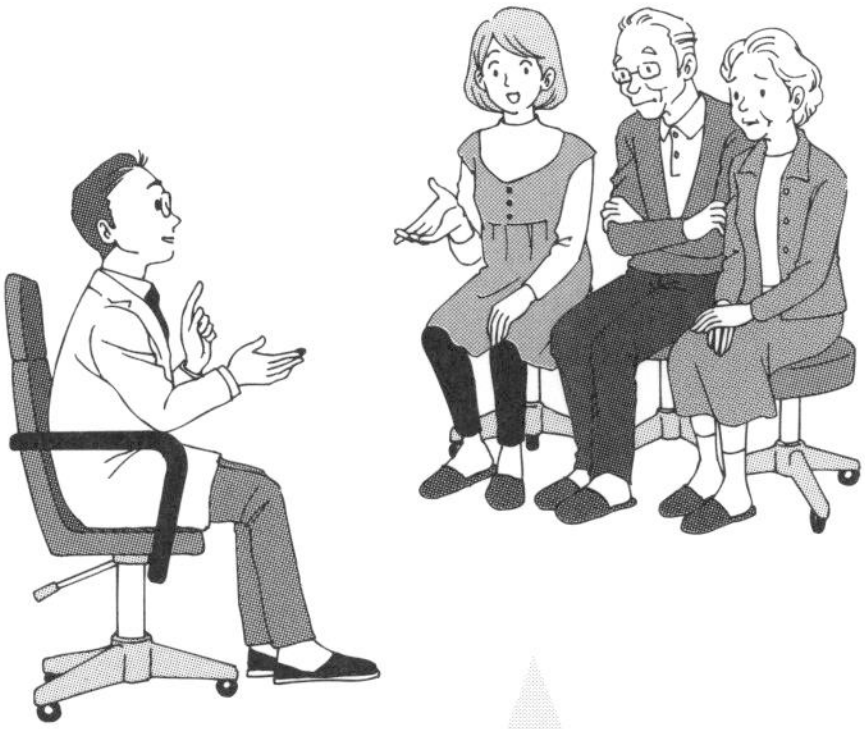

病状、手術の目的、手術の方法、手術で起こりうる合併症のことなどについて、説明を受ける

合併症の例

- 食道や血管の損傷
- 飲み込みにくさ・声のかすれ
- 脳脊髄液漏れや、血腫の発生
- 神経症状（しびれ、痛み、運動麻痺）の悪化
- 手術の傷あとの感染
- 髄膜炎
- 肺炎
- 心筋梗塞
- 脳卒中
- 静脈血栓症

Q58

手術前には、どんな準備が必要ですか？

頸椎《けいつい》の手術を受ける前には、各種の検査が必要です。検査のために入院を要することもありますが、入院せずに外来で検査を進めることもあります。いずれにせよ、患者さんにとっては、担当医や担当の看護師、病棟の環境などになじむ機会にもなります。

●**全身のチェック**　全身の健康状態をみて、全身麻酔に耐えられる状態か確認します。血液検査、心電図検査、胸部エックス線検査、肺機能検査などをおこなうのが一般的です。とくに、現在患っている病気や、過去にかかったことのある病気がある場合は慎重に検討します。必要があれば他科と連携し、安全に手術を受けられるように管理していきますが、患者さんの状態によっては、手術の延期または中止となることもあります。

【高血糖の状態が続いている人】　術後、感染症などの合併症が起こりやすくなります。糖尿病があり血糖コントロールが不十分な場合は、手術の延期または中止が検討されます。

【狭心症や心筋梗塞を患ったことがある人】 心機能のチェックをおこない、手術に耐えられる状態か確認します。不整脈でペースメーカーを装着している場合は、循環器科の医師との連携が必要です。

【脳出血、脳梗塞の経験がある人】 脳血管の状態によって手術に影響することがあるので、担当医との相談が必要です。

● 手術方法の検討 脊髄《せきずい》造影やＭＲＩなど、詳しい画像検査をおこなったうえで、手術部位や手術方法を決定します。

● 常用薬の調整 アスピリン、ワーファリンなど、血液を固まりにくくする薬（抗血小板薬や抗凝固薬）を服薬中の人が手術を受けると、手術による出血が止まりにくくなってしまいます。そこで手術をすると決まったら、手術前には薬の服用を１～７日程度休止したり、別の薬に切り替えたりすることが必要です。薬の種類によって休薬期間は異なります。服薬している薬をすべて持参のうえ、医師と相談してください。

Q59 頸椎の手術では、どこを切るのですか？

頸椎《けいつい》を手術するには首の一部を切る必要があります。**のどのほうを切るか、首の後ろ側を切るかは、病変の位置や大きさによって決められます。**

●前方からのアプローチ　脊髄《せきずい》の圧迫は、脊髄の前方にある椎体《ついたい》や椎間板《ついかんばん》によって生じることが多いため、首の前側、すなわちのどのほうから切れば、患部に到達しやすくなります。皮膚を3～4㎝程度切ることになりますが、のどのしわに沿ってメスを入れるので、術後、美容上の問題は起こりにくいといえます。ただし、気管や食道、頸動脈の間をかいくぐって手術をすることになるので、病変が1～2個の場合にかぎられます。また、多くの場合、切除部分の固定も必要になります。

●後方からのアプローチ　黄色靭帯骨化症《おうしょくじんたいこっかしょう》など、脊髄の後方に病変がある場合だけでなく、椎体や椎間板、後縦靭帯《こうじゅうじんたい》骨化症など前方の病変でも、病変の範囲が広い場合には、この方法がとられます。前方からの圧迫の場合、後方の椎弓《ついきゅう》の一部を切除するなどして脊柱管《せきちゅうかん》のスペースを拡げることで、間接的に圧迫を減らすのが目的です。
首の後ろ側を切る場合、食道や頸動脈など、重要な臓器を傷つける可能性は少ないのですが、首や背中の筋肉や靭帯への影響が大きいため、前方からの手術にくらべると、術後に痛みが残りやすい傾向があります。

手術で体を切り開くのは、それだけで大きな負担になります。とくに頸椎の手術は、手元がわずかに逸れただけで、脊髄や神経を傷つけてしまうおそれがある難しい

▼切開する位置

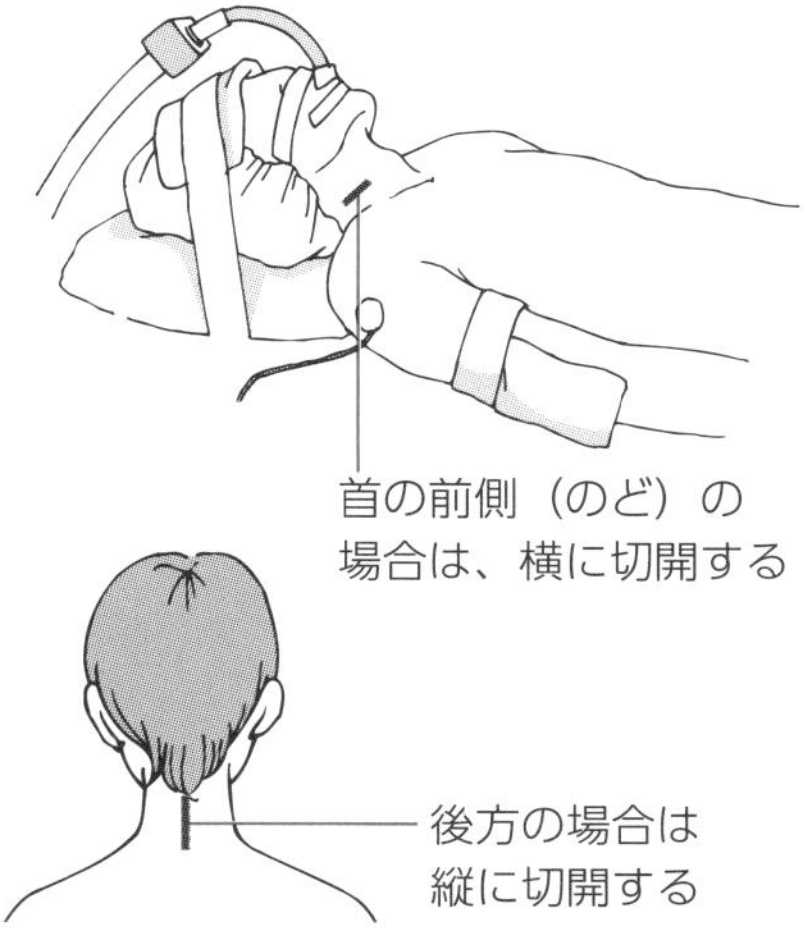
首の前側（のど）の
場合は、横に切開する
後方の場合は
縦に切開する

▼前方からのアプローチ

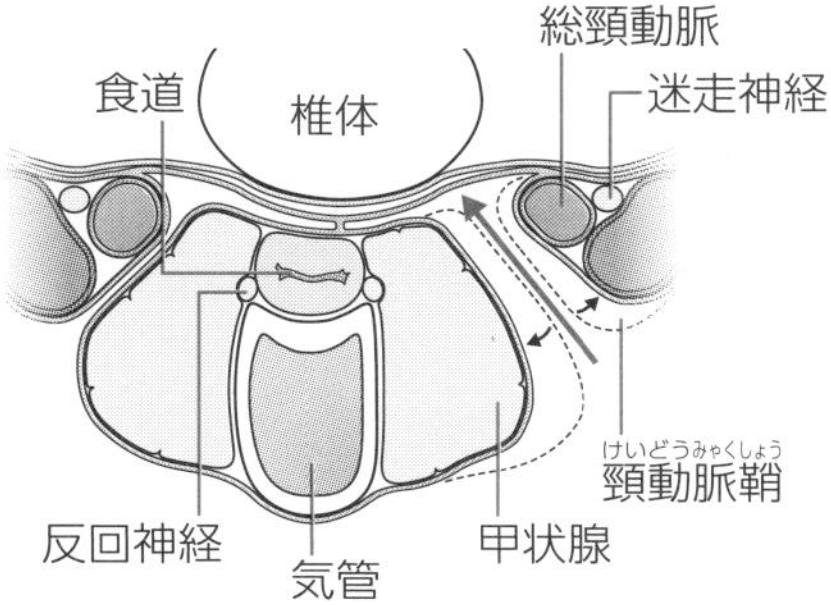
総頸動脈
食道
椎体
迷走神経
頸動脈鞘《けいどうみゃくしょう》
反回神経
気管
甲状腺

食道、気管、頸動脈、飲み込み動作などにかかわる反回神経を傷つけないよう、細心の注意が払われる

ものですが、できるかぎり負担を減らす工夫もされています。

たとえば、顕微鏡や内視鏡を使い、患部を拡大して目で確認しながら、神経を傷つけないように手術をおこなっているのも工夫の表れです。

顕微鏡手術

手術用の特殊な顕微鏡で手元を拡大して、医師が自分の目で確かめながら手術を進める方法。骨や血管、神経の位置が立体的に確認できるので、より繊細な治療が可能となります。頸椎の手術では、もっとも一般的なやり方です。

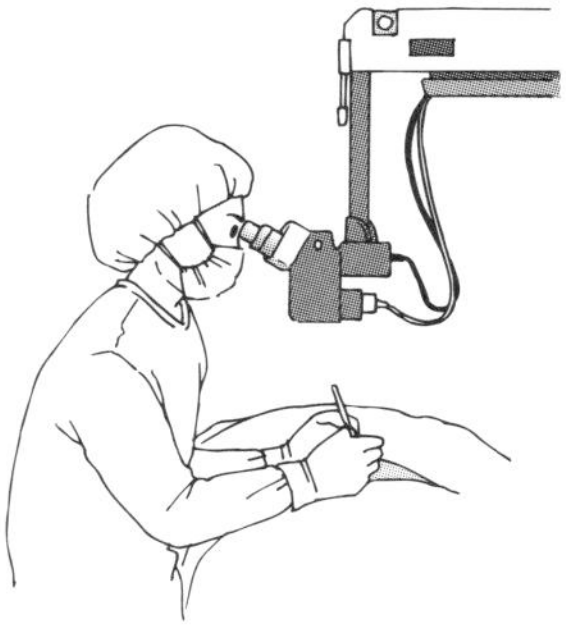

顕微鏡手術が一般的

内視鏡手術

体の表面に小さな孔《あな》をあけ、そこから筒状の内視鏡と手術用具を挿入。モニターで体内のようすを確認しながら手術を進めます。体の表面の傷は小さいのですが、内部で切除する範囲は顕微鏡手術と変わりません。頸椎手術ではまだ確立した手術法とはいえず、頸椎の手術で内視鏡手術を採用している施設はごく少数です。より新しい方法ですが、歴史が浅いぶん、予期せぬ合併症が生じる危険性もあります。内視鏡手術をすすめられた場合には、慎重に考えたほうがよいでしょう。

Q60 手術で頸椎の一部を固定すると、首の動きが悪くなりませんか?

頸椎《けいつい》前方からの手術では、骨や椎間板《ついかんばん》など、背骨の一部を切り取ることになります。背骨の安定性を保つためには、多くの場合、骨と骨とをつないで固定する必要が生じます。動きが悪くなるのではないかと心配する声もありますが、首や体の動きは、複数の骨がつくりだすもの。**一部が固定されて動かない状態でも、あまり影響はありません**。

以前は、固定に使う材料に患者さん自身の骨盤の骨(腸骨《ちょうこつ》)を使っていたため、脊《せき》椎《つい》の手術の際に、腸骨の一部を採取するための手術も必要でした。現在は、脊椎の手術時に採取した骨を再利用する方法や、金属製のチタンを使用する手術法を採用する施設が増えています。金属製のチタンは簡単に固定できるのでよく用いられます。ただし、異物が残り続けることになり、固定材の脱出などが起こることもあります。

固定した部位の周辺の骨には、より大きな負担がかかります。変形が起こりやすくなる可能性もあるため、術後も定期的に経過をみていく必要があります(↓P152)。

Q61 頸椎の手術には、どんな方法がありますか？

どのような手術法をとるかは、病変の状態によっても、担当する医師が得意とする方法によっても異なります。個々の手術方法については、担当医からしっかり説明を受けてください。

のどのほうを切り、前方からアプローチする手術法には次のようなものがあります。

● **頸椎《けいつい》前方除圧固定術** 椎体《ついたい》と椎体の間にある椎間板《ついかんばん》を取り出し、空いたスペースから、神経を圧迫している病変、ヘルニアや、骨が変形してできた骨棘《こつきょく》、骨化して厚くなった靭帯などを切除します。椎間板を取り出したあと、そのままでは不安定になるので、脊椎骨《せきついこつ》と脊椎骨の間をつなぐ固定材を入れます。

● **ウイリアムズ-イス法（Williams-Isu法）** より広い視野を得る工夫として、頸椎前方除圧固定術で切除する椎間板に加え、上下の椎体の一部を切り出し、手術をおこなうスペースをより広くとる方法です。安全性、確実性が高まるだけでなく、切り出した骨を固定のための材料として使えるので、患者さんへの負担がより軽くなります。ただし、椎間板だけを取り出す手術にくらべてやや複雑で、医師の高い技術が必要です。

●**経椎体アプローチ**　椎間板ではなく、椎体を削って空間をつくり、病変にアプローチする方法。手術後、首の動きへの影響を少なくするために、できるだけ椎間板を残すのが目的です。

◀頸椎前方除圧固定術

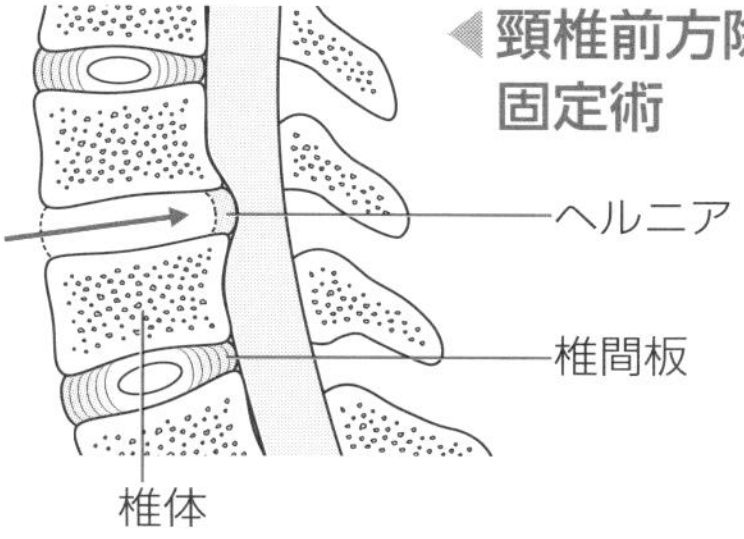

ウイリアムズ‐イス法▶

椎間板の上下の骨の一部も削るので、視野が広がり、病変部を確実に摘出しやすくなる

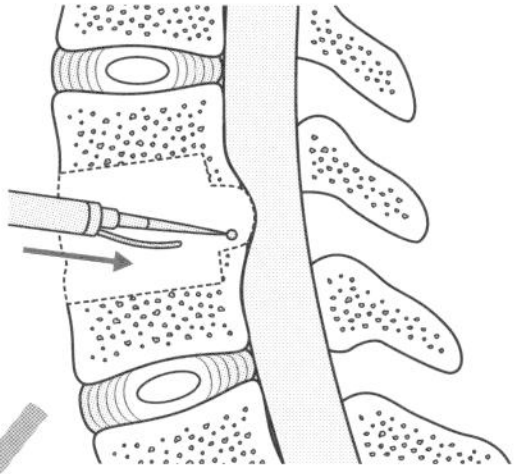

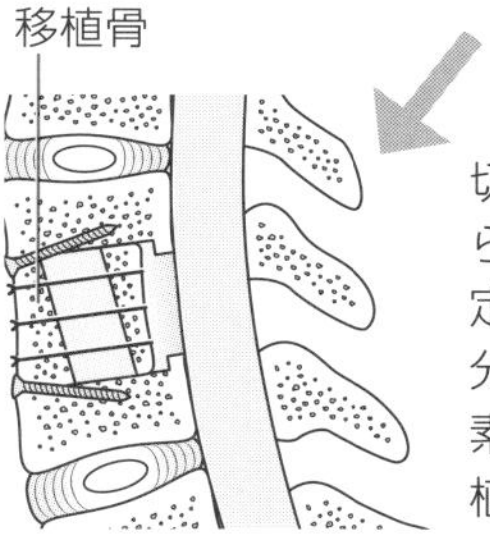

切り出した骨のかけらを縫い合わせて固定に利用。骨が不十分な場合には、人工素材を間に挟んで移植骨をつくる

経椎体アプローチ▶

椎体を削ってできた空間から、骨棘やヘルニアの除去をおこなう

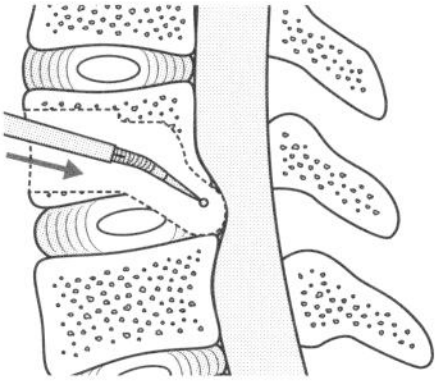

首の後ろ側を切り、後方からアプローチする頸椎後方除圧術については、近年、筋肉をできるだけ傷つけない手術法が種々、試みられています。本書では、棘突起《きょくとっき》経由の後方除圧術を紹介します。

● 頸椎後方除圧術　筋肉をできるだけ傷つけないように、脊椎骨の棘突起を縦に切断して骨ごと筋肉を左右に開き、椎弓《ついきゅう》の一部を切除して脊髄の圧迫を取り除く方法です。

　椎弓を取り出したあと、もう一度、棘突起を合わせて縫合します。椎弓を取り出したあとのスペースに人工骨を入れることもあれば、そのままにしておく場合もあります。

▼頸椎後方除圧術

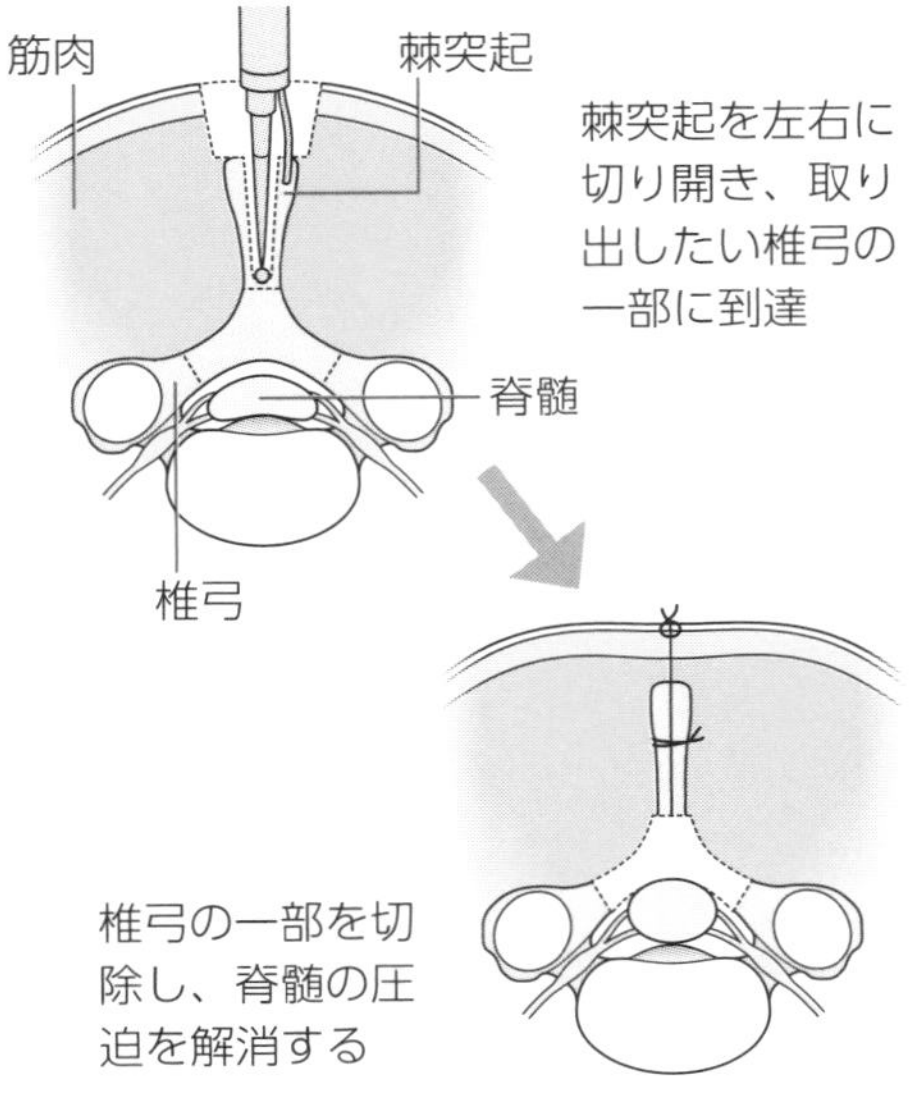
筋肉
棘突起
棘突起を左右に切り開き、取り出したい椎弓の一部に到達
脊髄
椎弓
椎弓の一部を切除し、脊髄の圧迫を解消する

Q62 頸椎の手術のスケジュールを教えてください

入院期間は、手術した部位や手術方法によって異なりますが、特別大きな手術でないかぎり、手術翌日には、起き上がったり、歩いたりすることが可能です。頸椎《けいつい》が不安定な状態になっている場合には、頸椎カラーを装着して首を支えます。頸椎カラーの装着期間は通常1週間程度ですが、手術法によっては装着しないことも、3ヵ月程度、装着を指示されることもあります。

手術後1週間は、いちばん合併症が起きやすい時期です。とくに手術当日は血腫が生じやすく、固まった血が脊髄《せきずい》を圧迫し、腕の激痛や手足の麻痺を引き起こすこともあります。感染を予防するために抗生剤の点滴・内服を続けながら、心配な兆候はないかしっかりチェックしていきます。

早ければ1週間程度で退院となります。ただし、痛みがひどかったり、合併症が生じたりしている場合は、入院が長期に及ぶこともあります。

頸椎手術の一般的なスケジュール

手術のための入院は、経過が順調なら１～２週間程度です。

手術のための入院（1～2週間）	数日前～前日	手術予定日の遅くとも前日には入院する。首の後ろを切る場合には、後頭部の髪をカットする（内側のみ）
	当日	手術は数時間かかる
	1日目	頸椎カラーを装着するなどして歩行可能に
	2日目～6日目	適宜、採血・画像検査をおこない、骨の固定はうまくできているか、合併症はないか確認。とくに問題がなければ、できるだけ院内を歩くようにする。合併症が生じた場合には、投薬、緊急手術、ベッド上での安静など、必要な処置がとられる
	7日目	通常は術後１週間で抜糸。採血・画像検査

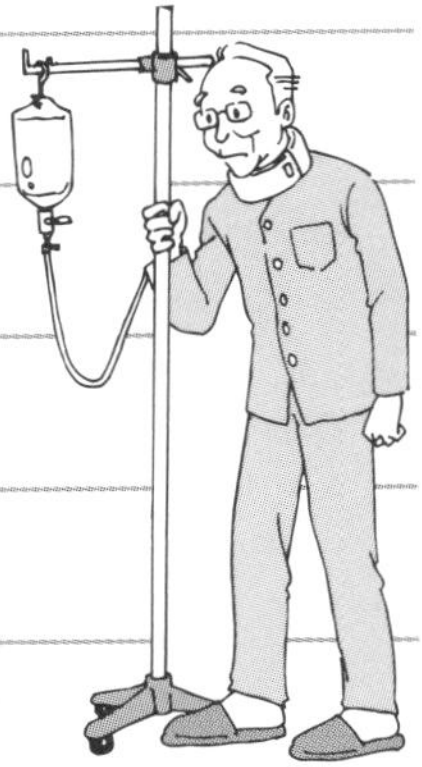

退院

退院日は状態をみて決める

抜糸後、とくに問題がなければいつでも退院可能。痛みがひどく、手足の動きも悪い状態が続いているようなら、原因が明らかになるまでは入院を続ける

Q63 合併症が起こるとどうなりますか?

手術後、次のような症状が現れた場合には、早急に対応していきます。

●激痛や急激に進む手足の麻痺 血腫による脊髄《せきずい》の圧迫が疑われます。多少の痛みや手足の動きの悪さは心配ありませんが、長引く場合は、原因を確かめます。血腫が原因とわかったら、すぐに手術をして取り除くこともあります。

●高熱 手術直後の発熱は心配ありませんが、数日後から熱が高くなるようなことがあれば感染が疑われます。

●神経症状の悪化 原因を確かめ、適切な対応がとられます。

●飲み込みにくさ・声のかすれ のどを切った場合に起こりやすい症状です。通常は徐々にやわらいでいきますが、必要に応じてステロイド薬の投与などをおこないます。

また、手術後の過度な安静は、血液循環を悪化させ、血栓を生じさせる危険性があります。できるかぎり寝たきりの状態はさけ、院内を歩くようにしましょう。

Q64

手術後も通院は必要ですか？

手術を受けたら治療は終わり、というわけではありません。骨の固定をした場合、固定に使った材料と脊椎骨《せきついこつ》とが完全にくっつき合うまでには術後1～2年程度かかります。**骨の状態が安定するまでは定期的な受診が必要です。**

ただ、最近は、固定性の高い材料を使うことが多く、固定材やスクリューが脱落する危険性は低くなっています。頸椎《けいつい》カラーを外してよいという指示が出たあとは、特別な制限はありません。よい姿勢を意識しながら、体全体を動かすように心がけましょう（↓第5章）。

加齢による影響、骨を固定したことによる影響などは、手術後も続きます。術後も年単位で、経過をみてもらえば安心です。手術後の経過をみてもらうための通院先は、手術を受けた病院でなくてもかまいません。術後はどのようにフォローしてもらうか、手術前に医師と話し合っておくと安心です。

手術のあとも定期的に受診する

手術後は、新たな治療の始まりともいえます。定期的に経過をみてもらいましょう。

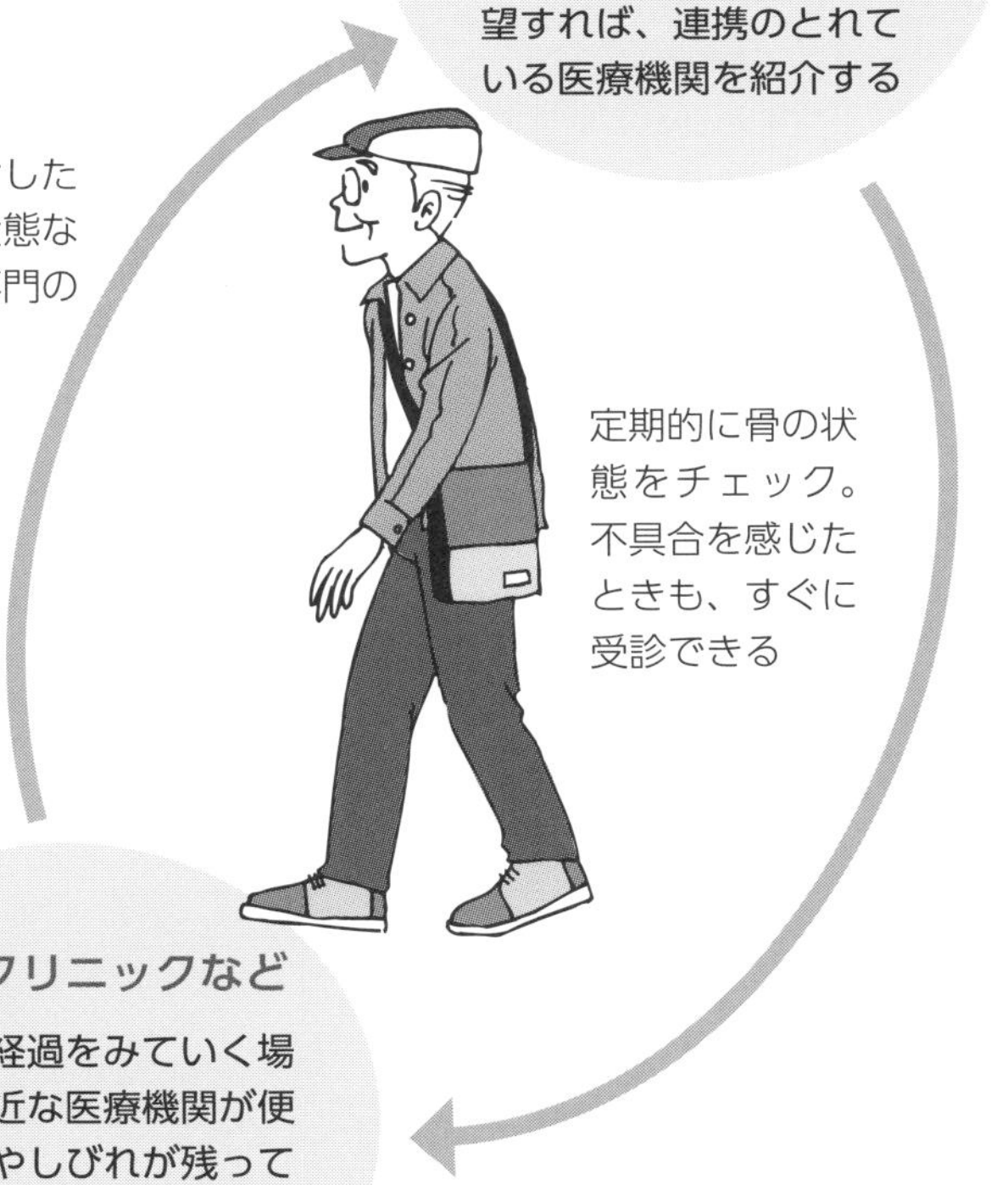
手術を受けた病院
脊椎脊髄《せきずい》の専門。しっかり骨が固定されるまでは、ここで経過をみるのが一般的。患者さんが希望すれば、連携のとれている医療機関を紹介する
定期的に骨の状態をチェック。不具合を感じたときも、すぐに受診できる
近隣のクリニックなど
年単位で経過をみていく場合は、身近な医療機関が便利。痛みやしびれが残っている場合も、程度が軽ければ、ここで対応可能
再手術を検討したほうがよい状態なら、再度、専門の病院へ

Q65 手術を受ければ、症状はすべてなくなりますか？

患者さんもご家族も、手術をすれば、つらい症状はすべて解消されると考えがちです。しかし、**手術をしたからといって、症状がすべてなくなるわけではありません。**また、術後しばらくたってから、頸椎《けいつい》の変形が起こることもあります。「こんなはずではなかった」と後悔しないためにも、改善の見込みや、起こりうる状態について、手術前から医師とよく相談しておくことが大切です。

手術後に残ったり、新たに生じたりする可能性があるものとして、次のようなことが挙げられます。

● **しびれが続く**　一般に、痛みはなくなっても、しびれは続く傾向があります。圧迫が解消されても、すでに生じている神経の損傷は回復しにくいためです。手術前より悪化したという場合は原因を確かめ、場合によっては再手術を検討します（↓P156）。

● **固定部周囲の骨の変形**　骨を固定する材料に、衝撃を吸収する椎間板《ついかんばん》の役割は果たせません。固定した上下の骨にかかる負担は大きくなり、加齢による変性が進みやすくなる可能性が示唆されています。

● **頸椎のカーブの変化**　固定に使った材料は骨の中に沈み込んでしまう場合があります。沈み込みが大きいと、軽く前に突き出した頸椎のカーブが維持できなくなり、逆にカーブが後ろに突き出した後弯《こうわん》の状態になりやすいのです。神経症状を悪化させる原因になれば、再手術が必要になることもあります。

● **腕を挙げにくい**　第5・第6頸神経の障害によるもので、比較的起こりやすい症状です。頸椎症に対する頸椎後方除圧術後5％程度、後縦靭帯骨化症《こうじゅうじんたいこっかしょう》の手術後5～10％の割合でみられると報告されています。

● **首の動きが悪くなる**　とくに首の後ろを切った場合は、筋肉や靭帯への影響が大きく、動かせる範囲が狭まってしまいがちです。

● **加齢による変性**　手術で病変は取り除けても、加齢そのものをストップさせることはできません。新たに変性が生じ、痛みやしびれを引き起こす原因になることもあります。

Q66

再手術が必要になることはありますか?

初回手術の10年以内に10％前後の人は再手術を受けています。

前方固定術の場合、再手術になる例の半数は、初回手術で十分な圧迫を取り除けなかったケースです。術後1週間たっても症状が改善されず、むしろ悪化してきたという場合、原因を徹底的に調べたうえで、多くは2ヵ月以内に再手術となります。

残りの半数は、固定した部分の上下の骨に現れた変形が、新たな神経圧迫をまねいているケースです。初回手術が成功して症状が大きく改善しても、時間がたつにつれて固定した骨への負担、加齢の影響などによって頸椎《けいつい》の状態は変化します。それによって引き起こされる症状しだいでは、もう一度、手術を検討することになります。

再手術は技術的に、より難しい面もあります。初めて手術を受ける段階から、技術力の高い医師にお願いしておくのが安心です。頸椎の病気は手術で完治を目指すことはできません。気長につきあうという姿勢も必要です。

5

悪化を防ぐ日常生活の過ごし方

Q67

日常生活では、どんな点に注意すればよいですか？

症状の現れ方は、日常生活の過ごし方によっても左右されます。痛みやしびれの原因は人によって異なりますが、「悪化させるようなことはしない」という方針は、だれにでも当てはまることです。自分の「体の声」にしっかり耳を傾けてみましょう。「こうすれば楽だ」「この動作をすると痛みが走る」など、自分の症状をよく観察し、「楽になること」を選択する。それが、痛みやしびれとつきあっていく基本になります。

● 同じ姿勢を続けているときひどくなる
↓こまめに体を動かす

同じ姿勢が続くと特定の筋肉に負担がかかります。筋肉がこわばり、血行不良が生じて疲れやすくなります。面倒がらず、こまめに動いて筋肉に刺激を与えるようにします。

座ったまま背伸びをするだけでも、筋肉の緊張はやわらぐ

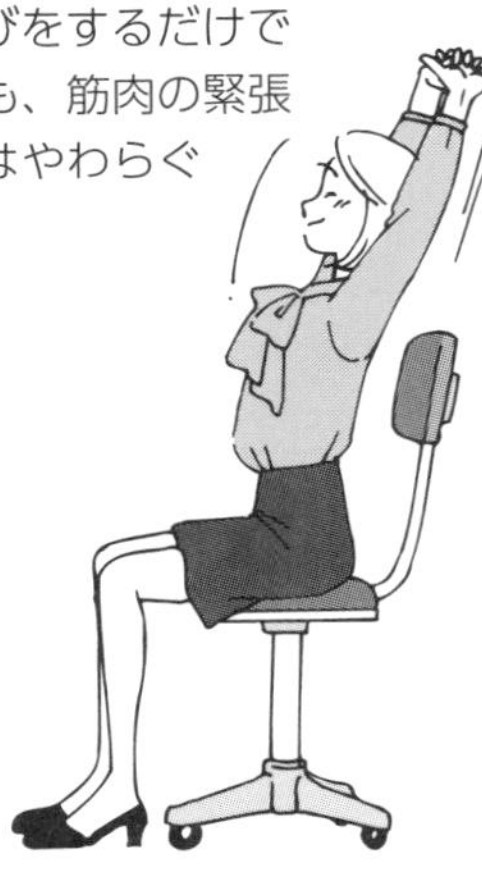

● 首を反らせると痛む
→痛みやすい動作をさけよう

骨の変形や椎間板《ついかんばん》の変性がある場合、病変の位置によっては首の傾きで神経根《しんけいこん》などの圧迫が生じ、強いしびれや痛みが起こることもあります。とくに症状が出やすいのは、首を後ろに反らせる姿勢です。上を見上げようとすると、自然に首が後ろに反ってしまいます。自分の視線より高い位置での作業は、極力さけるようにします。

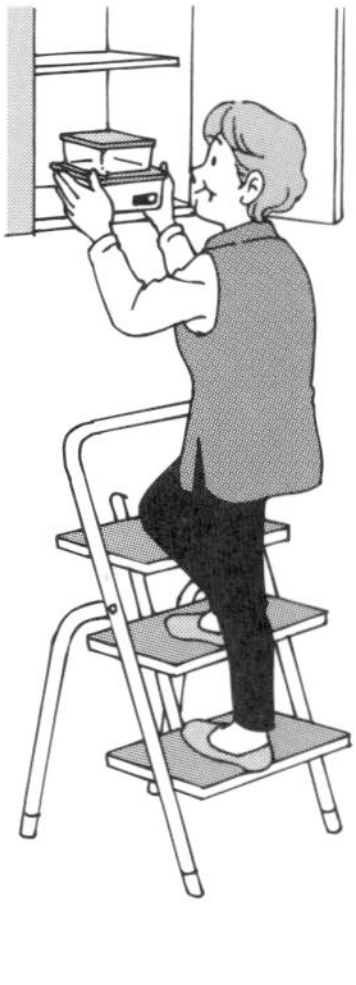

高いところにあるものを取るときは安定性のよい踏み台を使おう

● すっきり眠れず、調子が悪い
→不眠が続くようなら医師に相談

横になって休むのは、骨や椎間板を休ませるためにも大切なことです。十分な睡眠時間を確保できないと、傷の修復が不十分になり、変性を進ませる要因になります。

朝、起きたときに症状がむしろひどくなっている場合は、枕の高さを中心に寝具に問題はないか、見直してみましょう。神経根の圧迫による痛みがある人は、高めの枕を使うことで痛みが出にくくなる場合が多いのですが、肩こりだけの人は、高すぎる枕はかえって症状が強まる場合もあります。最適な枕の高さは人それぞれです。「よい枕」とすすめられた商品が、自分に向くとはかぎりません。

横になっている時間は長くても、なかなか寝つけない、朝、起きたときから疲れが取れず、症状がいっこうにやわらがないという場合には、医師に相談してください。場合によっては、薬の助けで楽になることもあります。

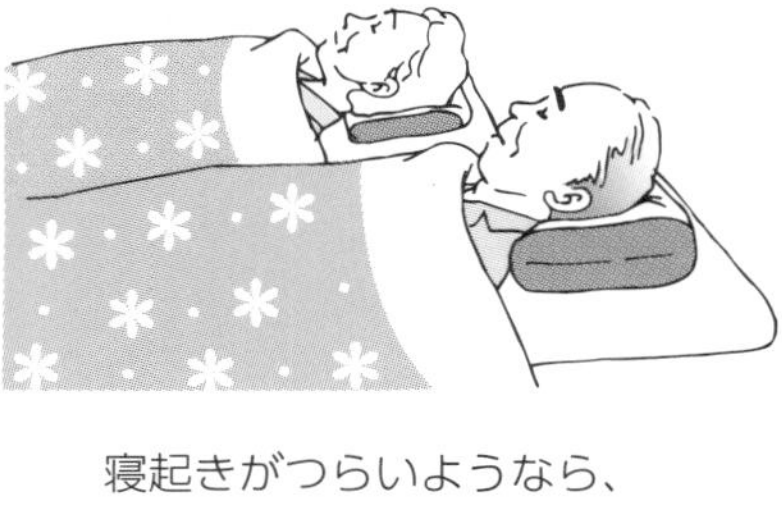

寝起きがつらいようなら、
枕の高さが合っていない可能性も

●転倒を未然に防ぐことも大切

症状を悪化させるきっかけになりやすいのが転倒・転落事故です。つまずいたり、階段を踏み外したりしないように、足元には十分に注意して生活しましょう。とくに頸椎《けいつい》カラーをつけているときは下を向きにくく、足元を確認しづらいので、ふだん以上の気配りが必要です。床はすっきり片付けておく、裾が絡みやすい衣服はさける、ふらつきやすい人は杖を使うなどといった心がけも大切です。

Q68 どんな生活習慣が首の負担になるのでしょうか？

特別、負担がかかるようなことはしていないつもりでも、首の骨や、首を支える筋肉にはそれなりの負担がかかっています。自分では意識しないまま、毎日のようにくり返している習慣が、慢性的な不快症状をまねくもとになっていることもあります。

●**前かがみの姿勢ばかり**　炊事、洗濯、掃除などで体を動かしていても、じつは前かがみの姿勢ばかり、ということもあります。下を向いておこなう作業を続けている間、重い頭を支えるために、首を支える筋肉は収縮し続けます。筋肉のこわばりが血行不良をまねき、不快症状のもとになってしまいます。頸椎《けいつい》の自然なカーブを損ねることもあるので注意しましょう。

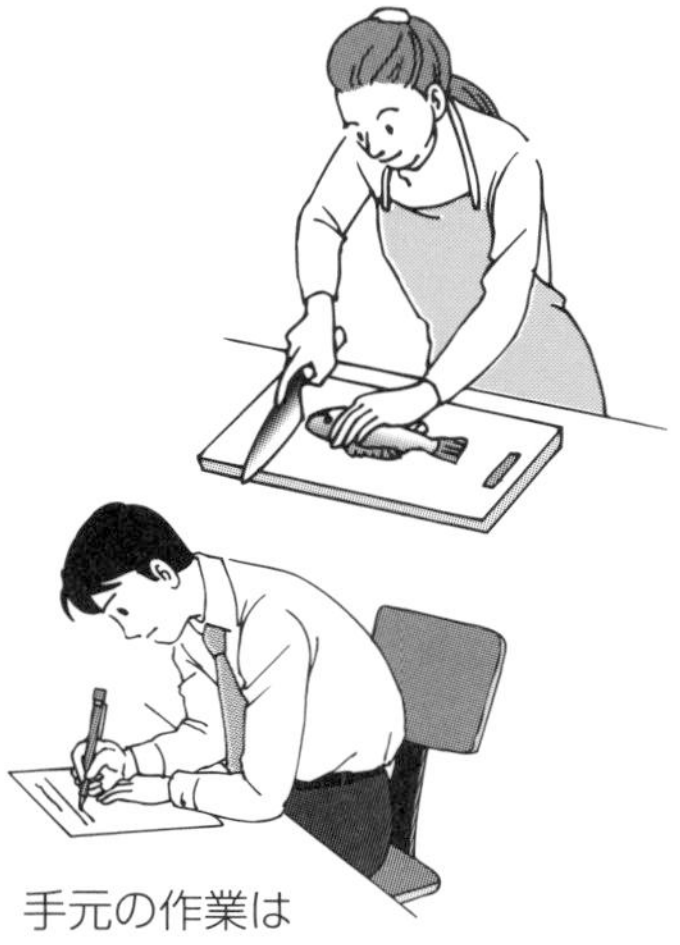

手元の作業は
前かがみの姿勢になりがち

●体を動かす機会が少ない　ゴロゴロしているばかりで運動不足の状態が続けば、筋力の低下が心配です。血行不良にもなりがちです。また、血管が通っていない椎間板《ついかんばん》は、適度な動きが加わることで老廃物を出し、酸素や栄養を取り入れています（→P58）。椎間板の若さを保つためにも、適度な運動が必要です。

●タバコを吸っている　喫煙習慣がある人は、非喫煙者にくらべて椎間板ヘルニアを発症するリスクが高いと報告されています。タバコに含まれるニコチンが、椎間板の傷の修復を遅らせるのではないかと考えられています。

●スポーツはたまに、張り切る！　体を動かすのは、首のためにもよい習慣です。一方で、特定の部位を酷使することで、痛みやしびれを起こすきっかけになったり、症状を悪化させたりする要因になってしまうこともあります。ふだん運動をしなれていない人が、急にスポーツをして、ケガをしてしまう例も少なくありません。

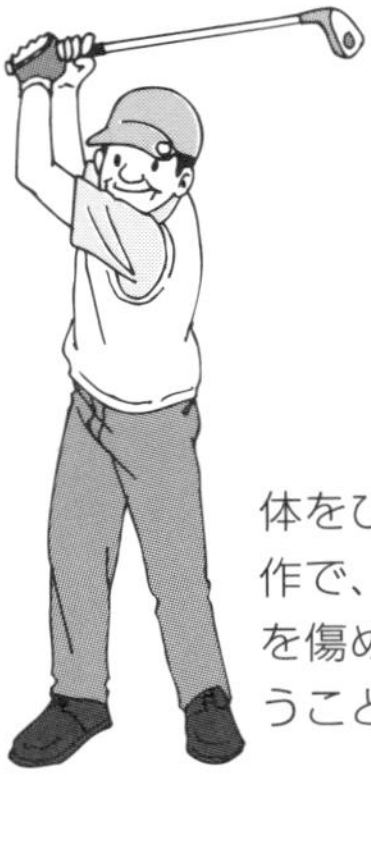

体をひねる動作で、首や肩を傷めてしまうことも

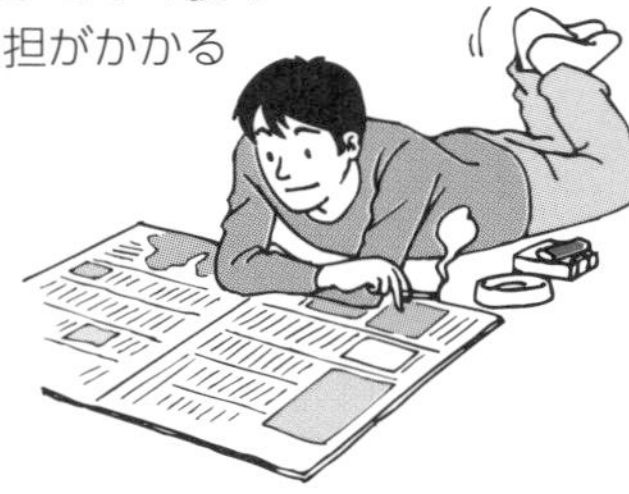

腹ばいで、首をもたげた姿勢を続けていると、首だけでなく腰の骨にも負担がかかる

●いつも荷物が多め　重い荷物を持ち歩くのは、直接的にも間接的にも首や肩の筋肉に負担をかけます。とくに胸郭《きょうかく》出《で》口《ぐち》症候群《しょうこうぐん》（↓P70）の場合、重い荷物を片手で下げたり、片側の肩にかけ、肩甲骨が下がりぎみになって痛みやしびれが強まるおそれがあります。肩にかける紐が細すぎると、鎖骨《さこつ》付近の圧迫が強くなり、より症状が悪化しやすくなるので注意してください。

●食生活が乱れぎみ　食生活が乱れた状態が長く続けば、骨や筋肉の変性が進むおそれがあります。骨をつくる材料としてはカルシウムが有名ですが、それだけで十分とはいえません。特定の栄養素だけでなく、できるだけ多くの食材を使った食事をとることが大切です。

自分の症状の原因を知り、弱い部分に負担をかけないようにすることで、症状の出方は変わってきます。痛みやしびれが強いと、体を動かそうという元気も出にくいものです。体操や運動などで症状が出にくい体をつくるためにも、悪化要因はさけることが大切です。

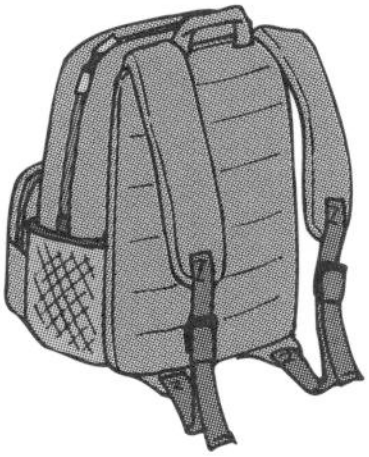
荷物は両肩で背負うほうが姿勢のバランスが崩れにくい。なるべく肩紐の太いものを

Q69 首に負担をかけない姿勢とは？

痛みやしびれの原因がなんであれ、首に負担をかけない姿勢を保つことは、生活の中でできるもっとも基本的かつ効果的な対策法です。重い頭を支えながら動かす首の骨（頸椎《けいつい》）の負担を減らすために、**ふだんから「よい姿勢」を心がけましょう。**

神経根《しんけいこん》の圧迫があるときは、ビーンと走る痛みをおそれて、ついつい背中を丸めた「悪い姿勢」になりがちです。こうした姿勢が続くと首や背中の筋肉に負担がかかり、神経の痛みだけではなく、筋肉疲労による痛みも加わって、つらさが倍増しがちです。症状が強い時期によい姿勢をとるのは難しいものです。まずは症状を落ち着かせたうえで、骨にも筋肉にも負担がかかりにくい姿勢を心がけましょう。

頸椎の手術を受けた人は、頸椎のカーブに変化が生じやすくなっているため、とくに姿勢への注意が必要です。首を下に向けたり、上に向けたりする姿勢は長く続けないようにして、よい姿勢を心がけてください。

よい姿勢をマスターする

うつむきすぎ、反らせすぎに注意します。

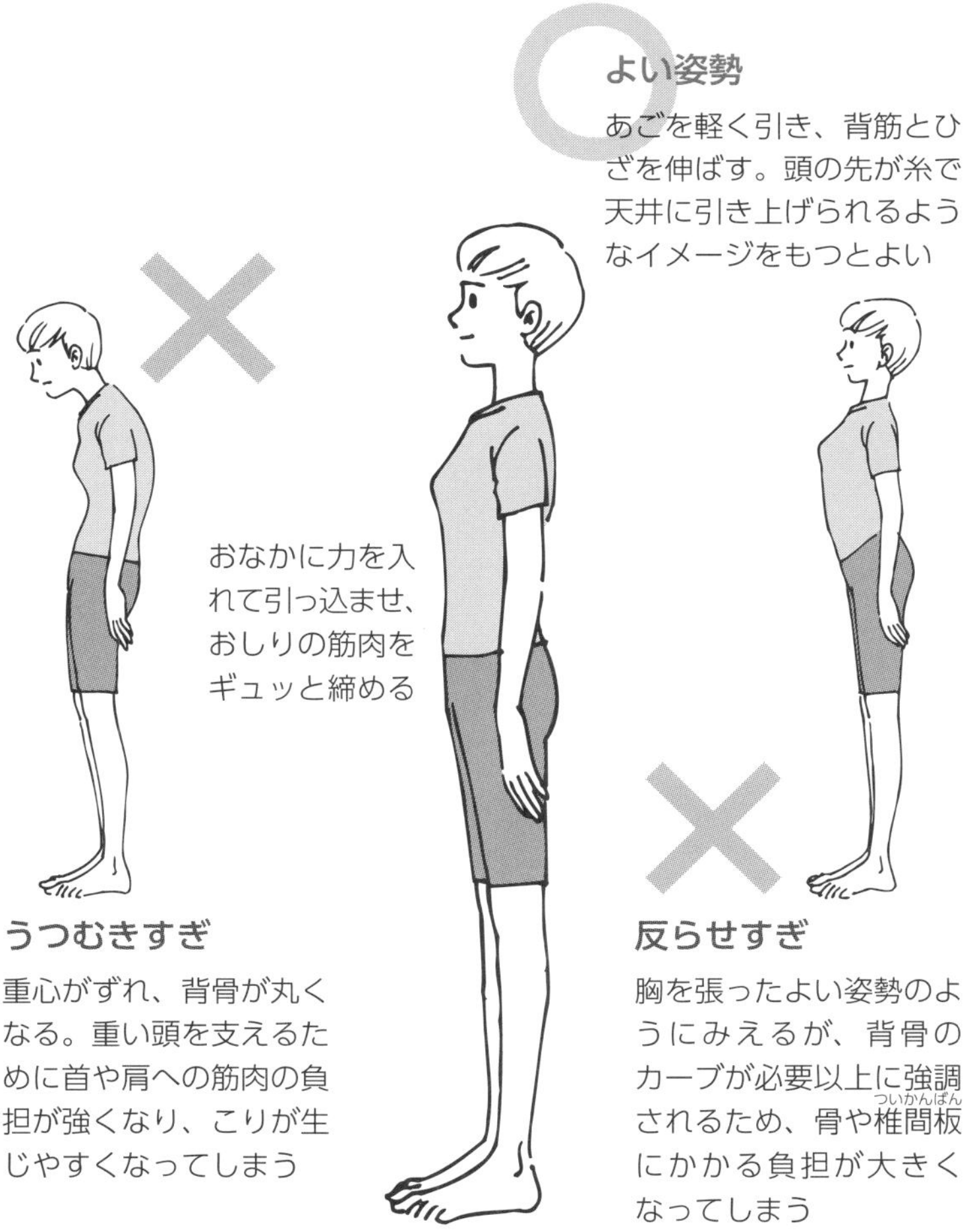

よい姿勢

あごを軽く引き、背筋とひざを伸ばす。頭の先が糸で天井に引き上げられるようなイメージをもつとよい

おなかに力を入れて引っ込ませ、おしりの筋肉をギュッと締める

うつむきすぎ

重心がずれ、背骨が丸くなる。重い頭を支えるために首や肩への筋肉の負担が強くなり、こりが生じやすくなってしまう

反らせすぎ

胸を張ったよい姿勢のようにみえるが、背骨のカーブが必要以上に強調されるため、骨や椎間板《ついかんばん》にかかる負担が大きくなってしまう

座位の作業も姿勢に注意

椅子に座り、机で作業したり、パソコンに向かったりするときにも、「よい姿勢」を心がけましょう。

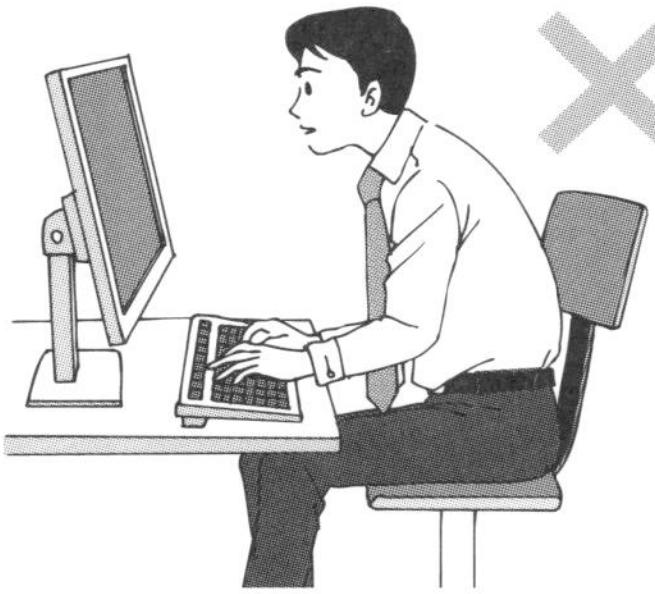

悪い姿勢 1

背中が丸くなり、パソコン画面を見上げるような姿勢になっている。首や背中の筋肉の負担が大きいだけでなく、首を反らせる形になるので、頸椎の負担も大きい

悪い姿勢 2

背中を丸めて頭を下げた姿勢を続けていると、首や肩の筋肉に大きな負担がかかる。首や背中のこりのもと

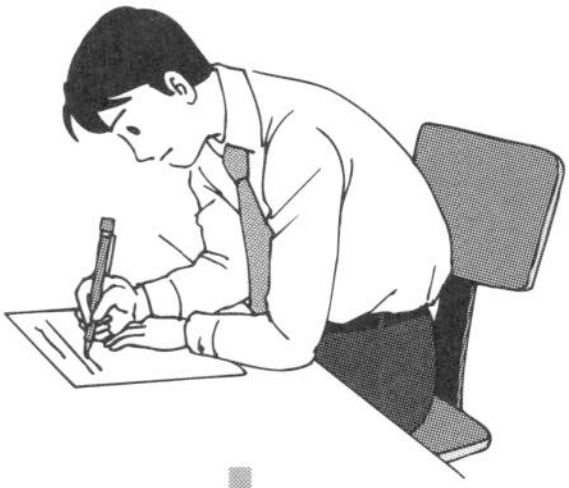

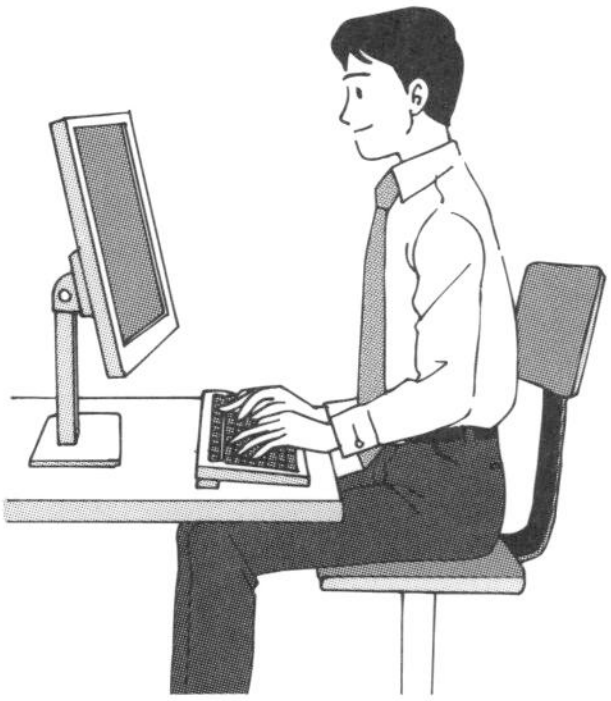

よい姿勢

背筋を伸ばしたよい姿勢。パソコン画面の上端が、視線の先よりやや下にくるように、椅子の高さを調整すると、うつむき姿勢になりにくい

Q70 首や肩の痛みに効くツボ（経穴）はどこにありますか？

首や肩の痛みにかかわるといわれるツボ（経穴《けいけつ》）はいくつもあります。筋肉のこわばりが強いときは、ツボの位置を参考にしながら、**「気持ちよい」という感覚が得られるところを探し、指先でギューッと押してみるのもよいでしょう。**

ただし、骨や椎間板《ついかんばん》に病変がある場合は、押す力が強すぎると症状を悪化させるおそれもあります。強い指圧はおこなわないほうがよいでしょう。

▼首・肩にある主な経穴の位置

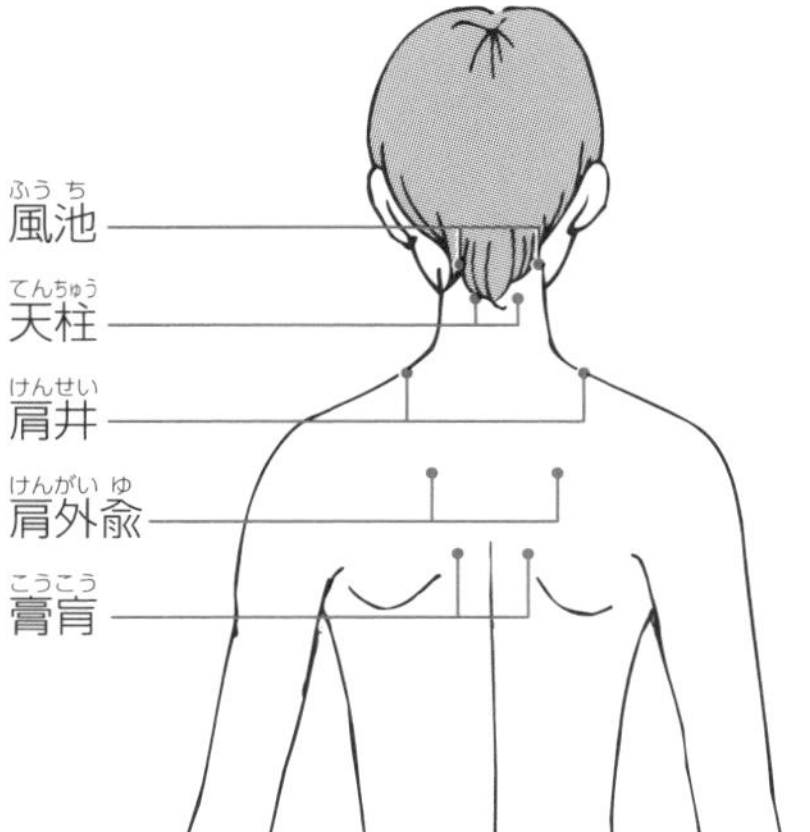
風池《ふうち》
天柱《てんちゅう》
肩井《けんせい》
肩外兪《けんがいゆ》
膏肓《こうこう》

Q71 首の骨に問題があるのですが、運動してもよいですか？

激しい痛みがある時期は安静にしていたほうがよいのですが、**症状が落ち着いているのであれば、運動は大切です。運動療法は、筋肉のこわばりをほぐして痛みをやわらげるだけでなく、筋力を維持するためにも欠かせないものといえます。**

体を動かさない状態が続いて筋力が低下すると、肩こりが起きやすくなるだけでなく、背骨にかかる負担も増やしてしまいます。脊椎骨《せきついこつ》の変形や椎間板《ついかんばん》の変性をまねくもとにもなりかねません。ふだんから、首や肩の筋肉の強化運動を続けるようにしましょう。ただし、電気が走るような痛みが生じるような動きはさけるようにします。

▼運動療法の例

頸椎《けいつい》を支える筋肉のストレッチ P50

肩や背中、上腕の筋力をつける体操 P68、73、171

Q72 運動をするときの注意点を教えてください

一歩進んだ対策法として心がけたいのは、首や肩の筋力強化と、血流をよくするための全身運動です。安静にしなければならないのは、症状が強い時期や、手術直後だけです。ふだんは積極的に体を動かすことを心がけましょう。

「体を動かす」といっても、なにかスポーツを始めなければならないというわけではありません。ふだんから歩くように心がけるだけでもよいのです。全身運動には、次のような効果が期待できます。

● **椎間板《ついかんばん》の若さを保つ**　歩行や軽いランニングなどによって椎間板に上下運動が生じ、新陳代謝が促進されます。老化を防ぐことにつながります。

● **筋肉の緊張がほぐれる**　全身を動かすことで特定の部位の筋肉の緊張がほぐれます。

● **血流がよくなる**　疲労物質がたまりにくくなり、痛みが出にくくなります。

手軽にできる体操や、散歩など、日常の生活の中で無理なくできることを続けてください。

スポーツも、痛みが治まってきたら特別な制限はありません。**種目にかかわらず、痛みが強くならない程度に楽しむのはよいことです。**ただし、とくに得点を争うような競技は、つい無理をしがちです。**がんばりすぎて骨や筋肉を傷める原因になってしまうおそれもあるので、注意しましょう。**

また、首や肩の筋力を強めるための体操もおすすめです。頸椎《けいつい》に余計な負担をかけずに筋力をつけるには、曲げ伸ばしをせず、ギューッと力をかけることで筋肉に負荷をかけるアイソメトリック運動がよいでしょう。左記に示す体操を続けてみてください。ゆっくり筋肉を伸ばすストレッチもあわせてするとよいでしょう。

体操の際は、首の骨がポキポキ鳴るような動きはさけてください。骨や椎間板に余計な負担をかけてしまいます。

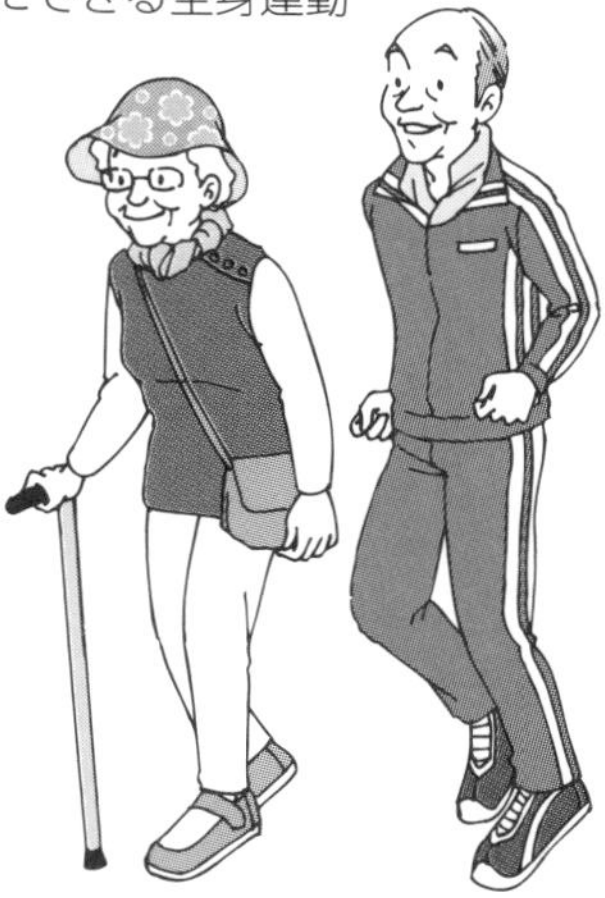

散歩やランニングは、スポーツ経験の少ない人でも手軽にできる全身運動

首・肩の筋力を高める

「こんなことで本当に効果があるのか」と思うかもしれませんが、毎日、続ければ筋力アップにつながります。

注意

力を入れている最中、息を止めていると血圧の上昇をまねく危険性があります。息をしながら力を入れましょう。数をかぞえるようにすると、自然に呼吸ができます。

前後に押し合う

両手を組んでひたいに当てたまま、頭を前に倒すように力を入れる一方で、それを両手で押し戻すようにする。ゆっくり５つ数える

左右に押し合う

頭の横に手のひらを当てる。手のひらは頭を、頭は手のひらを押すように力を入れ、ゆっくり５つ数える。これを左右交互にくり返す

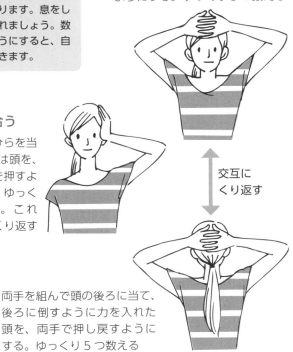

交互にくり返す

両手を組んで頭の後ろに当て、後ろに倒すように力を入れた頭を、両手で押し戻すようにする。ゆっくり５つ数える

Q73 患部は冷やしたほうがよいですか？ 温めたほうがよいですか？

慢性的な症状は、多くの場合、冷えると悪化しやすい傾向があります。「寒い」と感じると、熱を逃がさないようにするために筋肉の収縮が起こります。血行が悪化し、こりを生じさせるもとになってしまいます。**慢性的な症状がある人は、体を冷やさないように注意するとともに、温めて血行改善をはかると症状がやわらぎやすいでしょう。**

温かい風呂に浸かり、全身の血行をよくするのもよい方法です。神経症状がある場合でも、痛みのために縮こまっている筋肉がほぐれるぶん、つらさをやわらげることができます。

ただし、**急性の炎症や、ケガの直後など、患部が熱をもっているときには冷やしたほうがよいこともあります。**冷やすのがよいか、温めるのがよいかは、「楽になった」という自分の感覚で判断すれば、間違いはありません。

症状を強める冷えに注意

冷えると悪化しやすい慢性的な症状をかかえる人は、冷やさない工夫に加えて、積極的に温めることも、痛みを楽にする方法のひとつです。

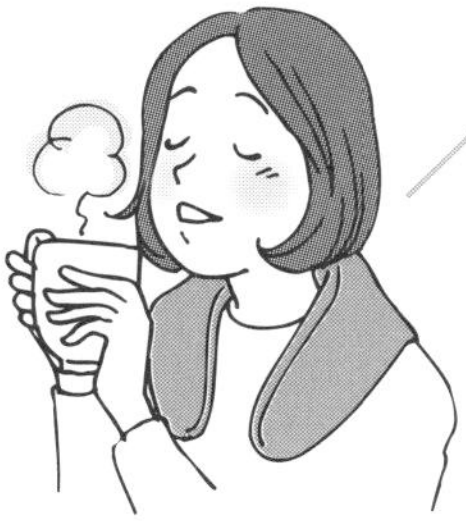

つらいときはホットパック

電子レンジで温めるホットパックなど、市販のグッズを利用して、首・肩を積極的に温めるのもよい方法

冬場は首まで温かく

首のまわりを温めることで、保温効果がアップ。寒さで首・肩の筋肉が縮こまるのを防ぐ

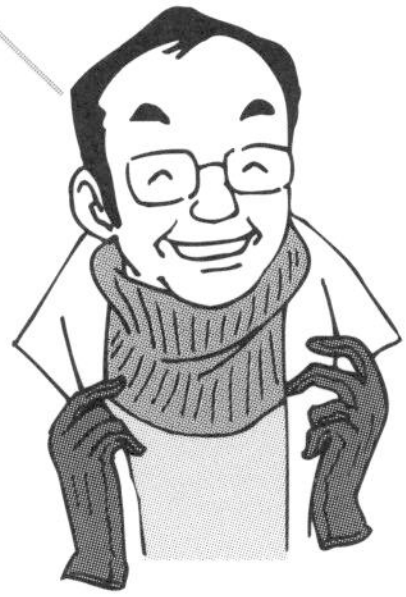

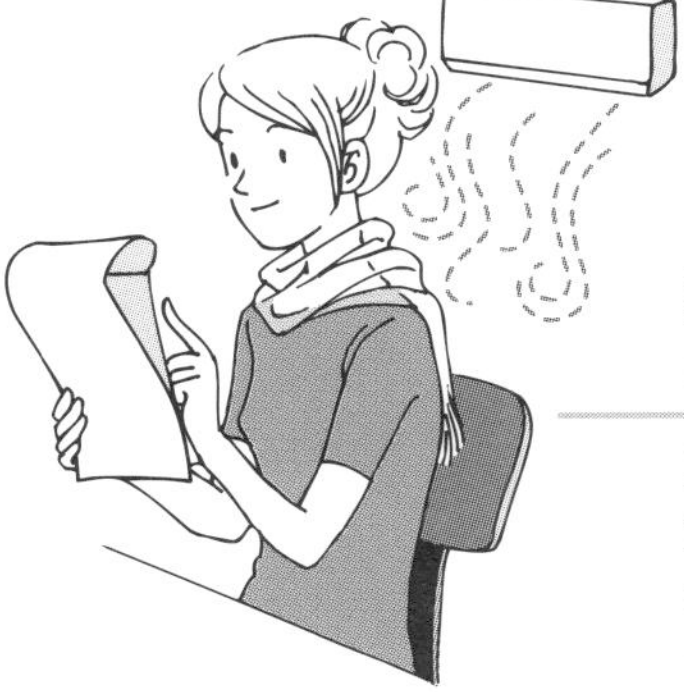

夏場も「巻くもの」があると安心

夏は室内外の寒暖差が激しい季節。冷房の効いた部屋では、首のまわりに１枚、スカーフなどを巻くようにして、冷えを防ぐ

参考文献

井須豊彦編著
『しびれ、痛みの外来 Q&A　脊椎脊髄外来の疑問に答える』（中外医学社）

井須豊彦編著
『これが私の手術法　脊椎脊髄手術　基本的手術手技からオリジナル手術まで』（三輪書店）

井須豊彦編著
『痛み・しびれの脊椎脊髄外科　治療の効果とレビュー』（メジカルビュー社）

井須豊彦／金景成編著
『「超」入門　手術で治すしびれと痛み　絞扼性末梢神経障害の診断・治療』（メディカ出版）

伊藤達雄／戸山芳昭総監修
『腰痛、肩こり、手足のしびれ　「背骨」がかかわる症状の診断・治療ガイドブック』（NHK出版）

青木正美監修『首と肩の痛みをとる本』（講談社）

井須豊彦ホームページ「脊椎脊髄外科医からのしびれ、痛み治療への提案」
（http://t-isu2004.la.coocan.jp/）

日本脊髄外科学会ホームページ

日本脊椎脊髄病学会ホームページ

日本整形外科学会ホームページ

日本脳神経外科学会ホームページ

● 編集協力　オフィス 201　柳井亜紀
● カバーデザイン　村沢尚美（NAOMI DESIGN AGENCY）
● カバーイラスト　伊藤ハムスター
● 本文デザイン　南雲デザイン
● 本文イラスト　石川あぐり　千田和幸

※本書は、2012年に小社より刊行された、健康ライブラリー イラスト版『首・肩・腕の痛みとしびれをとる本』に加筆・再編集したものです。

監修者プロフィール

井須豊彦（いす・とよひこ）

北海道に生まれる。1973年、北海道大学医学部卒業。北海道大学医学部脳神経外科などを経て、1986年、アメリカ・フロリダ大学脳神経外科留学。1989年より釧路労災病院脳神経外科部長、2013年4月、末梢神経外科センター長、2015年4月、富山大学客員教授を兼任し、現在に至る。脊椎脊髄外科ならびに末梢神経外科の専門医。患者への負担の少ない手術方法（Williams-Isu法など）を開発し、全国各地から患者が集まる。ただ「手術は最後の手段である」というのが持論。「医師、患者双方が納得する医療が大切」という信念のもと、病気の啓蒙活動を積極的におこなっている。日本脊髄外科学会指導医、日本脳神経外科学会専門医、末梢神経の外科研究会の代表世話人。

［共同監修］**金 景成**（日本医科大学千葉北総病院脳神経センター准教授）

健康ライブラリー

名医《めいい》が答《こた》える！ 首《くび》・肩《かた》・腕《うで》の痛《いた》みとしびれ 治療大全《ちりょうたいぜん》

2021年7月13日 第1刷発行

監　修　井須豊彦（いす・とよひこ）

発行者　鈴木章一

発行所　株式会社講談社

〒112-8001　東京都文京区音羽二丁目12-21

電話　編集　03-5395-3560

販売　03-5395-4415

業務　03-5395-3615

KODANSHA

印刷所　豊国印刷株式会社

製本所　株式会社国宝社

ISBN978-4-06-524111-0

N.D.C.493 174p 19cm